Condutas em Anestesia

Trauma

2ª Edição

Série Condutas em Anestesia

Coordenadores: Professor Dr. José Otávio Costa Auler Junior
Professora Dra. Maria José Carvalho Carmona
Professor Dr. Edivaldo Massazo Utyama

- Condutas em Anestesia: Obstetrícia
- Condutas em Anestesia: Trauma
- Condutas em Anestesia: Avaliação Pré-operatório

Condutas em Anestesia
Trauma

2ª Edição

COORDENADORES

MARIA JOSÉ CARVALHO CARMONA
Professora-Associada da Disciplina de Anestesiologia da Faculdade de Medicina da Universidade de São Paulo (USP). Diretora da Divisão de Anestesia do Instituto Central do Hospital das Clínicas da Faculdade de Medicina da Universidade de São Paulo (ICHC-FMUSP).

EDIVALDO MASSAZO UTIYAMA
Professor Titular da Disciplina de Cirurgia da Faculdade de Medicina da Universidade de São Paulo (FMUSP).

JOSÉ OTÁVIO COSTA AULER JUNIOR
Vice-Diretor da Faculdade de Medicina da Universidade de São Paulo (FMUSP). Professor Titular da Disciplina de Anestesiologia da FMUSP.

EDITORA

ROSENY DOS REIS RODRIGUES
Médica Anestesiologista e Intensivista. Título Superior de Anestesia (TSA-SBA). Título de Especialista em Terapia Intensiva (AMIB). Doutorado na Universidade de São Paulo (USP). Supervisora da Anestesia do Pronto-Socorro do Instituto Central do Hospital das Clínicas da Faculdade de Medicina da Universidade de São Paulo (ICHC-FMUSP). Intensivista da Unidade de Terapia Intensiva Adulta do Hospital Israelita Albert Einstein. Corresponsável na Residência de Anestesia do CET-HCFMUSP.

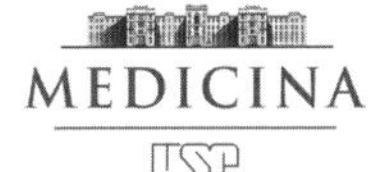

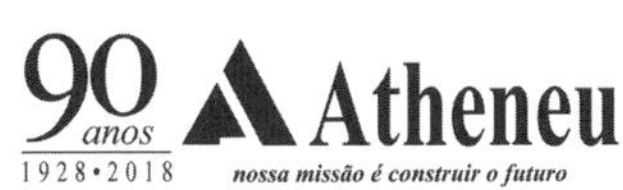

EDITORA ATHENEU

São Paulo — *Rua Jesuíno Pascoal, 30*
Tel.: (11) 2858-8750
Fax: (11) 2858-8766
E-mail: atheneu@atheneu.com.br

Rio de Janeiro — *Rua Bambina, 74*
Tel.: (21)3094-1295
Fax: (21)3094-1284
E-mail: atheneu@atheneu.com.br

Capa: Equipe Atheneu

Produção Editorial: Carol Vieira

CIP-BRASIL. CATALOGAÇÃO NA PUBLICAÇÃO
SINDICATO NACIONAL DOS EDITORES DE LIVROS, RJ

T699

Trauma / coordenação Maria José Carvalho Carmona , Edivaldo Massazo Utiyama , José Otávio Costa Auler Junior ; editora Roseny dos Reis Rodrigues. - 2. ed. - Rio de Janeiro : Atheneu, 2019.
: il. (Condutas em anestesia)

Inclui bibliografia
ISBN 978-85-388-0921-0

1. Anestesia - Manuais, guias, etc. 2. Traumatologia. 3. Anestesiologia. I. Carmona, Maria José Carvalho. II. Utiyama, Edivaldo Massazo. III. Auler Junior, José Otávio Costa. IV. Rodrigues, Roseny dos Reis. V. Série.

18-53238 CDD: 617.96
CDU: 616-089.5

Meri Gleice Rodrigues de Souza - Bibliotecária CRB-7/6439
09/10/2018 17/10/2018

CARMONA, M. J. C.; UTIYAMA, E.M.; JUNIOR, J. O. C. (coords.)
RODRIGUES, R. R. (ed.)
Condutas em Anestesia: Trauma - 2ª Edição (Série Condutas em Anestesia)

COLABORADORES

AMANDA RIBAS

Médica Intensivista pela Associação de Medicina Intensiva Brasileira (AMIB).

ANA PAULA DE CARVALHO CANELA BALZI

Médica Intensivista Pediátrica. Titulada pela Sociedade Brasileira de Pediatria (SBP) e Associação de Medicina Intensiva Brasileira (AMIB). Diarista Pediátrica na Unidade de Terapia Intensiva Anestesiologia do Hospital das Clínicas da Faculdade de Medicina da Universidade de São Paulo (FMUSP).

ANTONIO PAULO NOGUEIRA COSTA

Médico Assistente do Serviço de Anestesiologia do Instituto Central do Hospital das Clínicas da Faculdade de Medicina da Universidade de São Paulo (ICHC-FMUSP) Medico Instrutor da Residência de Anestesiologia do GAAP do Hospital São Camilo de São Paulo.

BRUNO SINEDINO

Graduado em Medicina pela Universidade Federal do Rio Grande do Norte (UFRN). Residência Médica em Anestesiologia pela Hospital das Clínicas da Faculdade de Medicina da Universidade de São Paulo (HC-FMUSP). Médico Assistente da disciplina de Anestesiologia do HC-FMUSP. Coordenador do Pronto-Socorro de Anestesiologia do HC-FMUSP. Título Superior em Anestesiologia da Sociedade Brasileira de Anestesiologia (TSA-SBA).

CHIARA SCAGLIONI TESSMER GATTO

Médica Anestesiologista do Instituto do Coração (InCor). Título Superior em Anestesiologia da Sociedade Brasileira de Anestesiologia (TSA-SBA). Instrutora Corresponsável da Residência Médica em Anestesiologia do Hospital das Clínicas da Faculdade de Medicina da Universidade de São Paulo (HC-FMUSP). Comissão de Anestesia Cardiovascular e Torácica da SBA. Coordenadora do Núcleo Anestesia Cardiovascular e Torácica da Sociedade de Anestesiologia do Estado de São Paulo (SAESP). Advanced Perioperative Transesophageal Echocardiography of National Board of Echocardiography – Testamur Status.

DANIEL PERIN

Doutor em Medicina pela Faculdade de Medicina da Universidade de São Paulo (FMUSP). *Leadership in Airway Training* pela University of Chicago.

ESTEVÃO BASSI

Especialista em Medicina Intensiva pelo Hospital das Clínicas da Faculdade de Medicina da Universidade de São Paulo (HCFMUSP). Médico Intensivista Diarista da Unidade de Terapia Intensiva (UTI) de Emergência Cirúrgica e Trauma do HCFMUSP e da UTI do Hospital Alemão Oswaldo Cruz.

FABIANE ALIOTTI REGALIO

Médica Intensivista Pediátrica pela Faculdade de Medicina da Universidade de São Paulo (FMUSP). Título de Pediatria pela Sociedade Brasileira de Pediatria (SBP). Título de Terapia Intensiva Pediátrica pela Associação de Medicina Intensiva Brasileira (AMIB). Pós-Graduação em Neurointensivismo pelo Instituto Israelita de Ensino e Pesquisa do Hospital Israelita Albert Einstein (IIEP-HIAE). Médica Assistente da Unidade de Terapia Intensiva da Divisão de Anestesia do Instituto Central do Hospital das Clínicas da Faculdade de Medicina da Universidade de São Paulo (HCFMUSP).

FABRÍCIO BOECHAT DO CARMO SILVA

Médico Assistente da Divisão de Anestesia do Instituto Central do Hospital das Clínicas da Faculdade de Medicina da Universidade de São Paulo (HC-FMUSP). Título Superior em Anestesiologia da Sociedade Brasileira de Anestesiologia (TSA-SBA).

FERNANDA MARQUES FERRAZ DE SÁ

Médica Assistente do Serviço de Anestesiologia do Instituto Central do Hospital das Clinicas da Faculdade de Medicina da Universidade de São Paulo (HC-FMUSP). Pronto socorro. Médica Assistente do Hospital Maternidade Santa Joana-SP. Pós-Graduação em Cuidados ao Paciente com Dor pelo Hospital Sírio-Libanês.

FILIPI CADAMURO

Médico Intensivista, Titulado pela Associação de Medicina Intensiva Brasileira (AMIB). Médico Diarista da Unidade de Terapia Intensiva (UTI) da Emergência Cirúrgica do Hospital das Clínicas da Faculdade de Medicina da Universidade de São Paulo (HC-FMUSP). Médico Diarista da UTI do Hospital Nove de Julho.

GYANNA LIS

Médica Residente do Terceiro Ano em Anestesiologia no Hospital das Clínicas da Faculdade de Medicina da Universidade de São Paulo (HC-FMUSP).

HELENO DE PAIVA OLIVEIRA

Médico Anestesiologista do Setor de Emergência e Trauma do Hospital das Clínicas de São Paulo. Residência Médica no Hospital das Clínicas da Faculdade de Medicina da Universidade de São Paulo (HC-FMUSP).

JOÃO MANUEL SILVA JR.

Doutor e Mestre em Ciências Médicas pela Faculdade de Medicina da Universidade de São Paulo (FMUSP). Médico Intensivista da Divisão de Anestesia do Instituto Central do Hospital das Clínicas da Faculdade de Medicina da Universidade de São Paulo (HC-FMUSP).

JOSYANNE BALAROTTI PEDRAZZI SAMPAIO

Médica pela Universidade Federal do Paraná (UFPR). Anestesiologista pelo CET Hospital de Clínicas da UFPR. Anestesiologista Pediátrica pelo CET Hospital Infantil Pequeno Príncipe – Curitiba. Especialização *lato sensu* em Farmacologia pela UFPR. Especialização *lato sensu* em Atualização em Anestesiologia do Centro de Educação em Saúde Abram Szajman/ Albert Einstein Instituto Israelita de Ensino e Pesquisa.

LEANDRO MIRANDA

Médico Intensivista do Hospital das Clínicas da Faculdade de Medicina da Universidade de São Paulo (HC-FMUSP) e do Hospital Nove de Julho.

LUIZ MARCELO DE SÁ MALBOIUSSON

Médico Supervisor da Unidade de Terapia Intensiva (UTI) das Emergências Cirúrgicas e da UTI Cirúrgica do Hospital das Clínicas da Faculdade de Medicina da Universidade de São Paulo (HC-FMUSP). Doutor em Ciências pela USP. Livre-Docente da USP. Especialista em Medicina Intensiva pela Associação de Medicina Intensiva do Brasil (AMIB). Título Superior em Anestesiologia da Sociedade Brasileira de Anestesiologia (TSA-SBA).

MAÍRA SOLIANI DEL NEGRO

Doutora pela Universidade Estadual de Campinas (Unicamp). Membro do Núcleo de Via Aérea Difícil da Sociedade de Anestesiologia do Estado de São Paulo (SAESP).

MARIANA GUIMARÃES DO COUTO

Médica Assistente do Serviço de Anestesiologia do Instituto Central do Hospital das Clínicas da Faculdade de Medicina da Universidade de São Paulo (HC-FMUSP).

MAURÍCIO DO AMARAL NETO

Anestesiologista. Instrutor e Cofundador do Centro de Treinamento em Vias Aéreas (CTVA). Membro da Society for Airway Management (SAM). Membro da Difficult Airway Society (DAS).

MAURÍCIO LUIZ MALITO

Anestesiologista e Instrutor Associado do CET-SBA da Santa Casa de Misericórdia de São Paulo. Instrutor e Cofundador do Centro de Treinamento em Vias Aéreas (CTVA). Membro da Society for Airway Management (SAM). Membro da Difficult Airway Society (DAS).

MILTON GOTARDO

Anestesista. Médico Assistente da Divisão de Anestesia do Hospital das Clinicas da Faculdade de Medicina da Universidade de São Paulo (HC-FMUSP), Equipe do Pronto-Socorro. Mestre em Ciências da Saúde. Pós-Graduação em Medicina Aeroespacial e em Medicina do Tráfego.

PATRICIA GONÇALVES CAPARROZ BUSCA

Anestesiologista do Hospital das Clínicas da Universidade Federal de Campinas (Unicamp) e do Hospital Municipal Mario Gatti.

PAULO FERNANDO GUIMARÃES MORANDO MARZOCCHI TIERNO

Médico Especialista em Clínica Médica e Medicina Intensiva. Médico Assistente da Unidade de Terapia Intensiva (UTI) do Trauma do Hospital das Clínicas da Faculdade de Medicina da Universidade de São Paulo (HC-FMUSP).

RAFAEL PRIANTE KAYANO

Médico Supervisor da Equipe do Pronto-Socorro em Anestesiologia do Hospital das Clínicas da Faculdade de Medicina da Universidade de São Paulo (HC-FMUSP).

RODOLPHO AUGUSTO DE MOURA PEDRO

Médico Especialista em Clínica Médica pela Faculdade de Medicina da Universidade de São Paulo (FMUSP). Especializando em Terapia Intensiva pela Faculdade de Medicina da Universidade de São Paulo (FMUSP).

ROMULO AUGUSTO

Médico Anestesiologista Assistente do Instituto Central do Hospital das Clínicas da Faculdade de Medicina da Universidade de São Paulo (HC-FMUSP).

THIAGO DIAS DE ROSSI

Graduação em Medicina pela Faculdade de Medicina de Ribeirão Preto da Universidade de São Paulo (FMRP-USP). Residência Médica em Anestesiologia pelo Hospital Governador Celso Ramos. SES/SC com Título de Especialista em Anestesiologia pela Sociedade Brasileira de Anestesiologia (SBA). Médico Assistente do Serviço de Anestesiologia do Instituto Central do Hospital das Clínicas da Faculdade de Medicina da Universidade de São Paulo (HC-FMUSP).

VANESSA NÓBREGA

Médica Residente de Anestesiologia do Hospital das Clínicas da Faculdade de Medicina da Universidade de São Paulo (HC-FMUSP). Graduação em Medicina pela Universidade Federal de Campina Grande (UFCG).

YURI D`MARCO

Graduação em Medicina pela Universidade Estadual do Ceará (UECE). Residente de Anestesiologia na Universidade de São Paulo (USP).

AGRADECIMENTOS

Os agradecimentos são para todos aqueles que contribuíram, direta ou indiretamente, para a concretização da 2ª edição deste manual.

Agradeço a Deus, por me transmitir inspiração e fé, em todos os momentos conscientes e inconscientes e, sobretudo, por me dar forças para continuar nos momentos de desânimo; e a minha família, por me transmitir amor, apoio, confiança e suporte incondicionais.

Aos meus amigos e parceiros de trabalho no Hospital das Clínicas da Faculdade de Medicina da Universidade de São Paulo (HC-FMUSP), meu obrigada. Eles ajudaram a concretizar a existência dos protocolos e, também, ensinaram-me com humildade e generosidade a melhorar os caminhos trilhados lado a lado. Isso é espetacular e mágico!

Aos meus colegas e amigos cirurgiões, que me ensinaram, de modo muito generoso, a ver o elo anestesia-cirurgia de modo singular e único, também agradeço, pois com eles foi possível aprender que trabalhar em conjunto multiplica nossas ações benéficas aos nossos pacientes.

Aos professores Maria José Carvalho Carmona, Edivaldo Massazo Utiyama e José Otávio Costa Auler Junior, por serem incansáveis na construção do conhecimento acadêmico e por acreditarem no meu potencial.

Aos nossos pacientes, fonte inesgotável de conhecimento e troca de amor à vida recíprocos.

Roseny dos Reis Rodrigues

APRESENTAÇÃO

O prazer de participar e escrever este livro só não é maior que o prazer de pensar que, direta ou indiretamente, ele pode ajudar inúmeros pacientes vítimas de trauma. Acreditamos que a leitura desta obra possa despertar o interesse pela especialidade, a *expertise* com o aprimoramento contínuo e o amor para fazer melhor todos os dias.

O objetivo deste livro é apresentar, de forma compilada e prática, as principais condutas anestésicas voltadas à assistência do paciente vítima do trauma. Não tivemos a pretensão de servir como diretriz ou *guideline* universal, pois todos os protocolos, embora baseados em evidências científicas, devem ser vistos e analisados à luz do bom senso, sempre considerando as realidades locais e as contraindicações inerentes a cada a caso.

Desejamos ao leitor, uma leitura prazerosa e instigante, e que se sinta acompanhado durante todo o tempo, lado a lado, nas dúvidas, angústias e prazeres da caminhada para o entendimento do atendimento do paciente de trauma.

Por fim, esperamos que o desafio se torne degrau, o "tropeço" se torne pontos de melhoria, e a "queda" nos sirva de lição e transformação.

Roseny dos Reis Rodrigues

SUMÁRIO

CAPÍTULO 1

Padronização de diluição de soluções endovenosas – adulto

Roseny dos Reis Rodrigues / Luiz Marcelo de Sá Malboiusson / Amanda Ribas / Leandro Miranda / Paulo Fernando Guimarães Morando Marzocchi Tierno / João Manuel Silva Jr. / Estevão Bassi / Filipi Cadamuro

PROCEDIMENTO

Padronização de diluição de soluções endovenosas utilizadas no centro cirúrgico.
Material necessário: medicações selecionadas a cada caso, equipamentos de bombas de infusão e bombas de infusão.

DROGAS VASOATIVAS

DROGA	APRESENTAÇÃO	QUANTIDADE	DILUENTE	CONCENTRAÇÃO	DOSAGEM
Noradrenalina	4 mg/mL (ampola com 4 mL)	Simples – 16 mg (16 mL ou 4 ampolas)	SG 5% 234 mL	64 mcg/mL ~ 1 mcg/mL/min	Min: 0,05 mcg/kg/min Máx: sem limite
		Concentrada – 32 mg (32 mL ou 8 ampolas)	SG 5% 218 mL	128 mcg/mL ~ 2 mcg/mL/min	
Dobutamina	12,5 mg/mL (ampola com 20 mL)	Simples – 250 mg (20 mL ou 1 ampola)	SG 5% ou SF 0,9% 80 mL	2.500 mcg/mL ~ 40 mcg/mL/min	Min: 5 mcg/kg/min Máx: 20 mcg/kg/min
		Concentrado – 1000 mg (80 mL ou 4 ampolas)	SG 5% ou SF 0,9% 120 mL	5.000 mcg/mL ~ 80 mcg/mL/min	
Adrenalina	1 mg/mL (ampola com 1 mL)	Simples – 4 mg (4 mL ou 4 ampolas)	SG 5% ou SF 0,9% 96 mL	40 mcg/mL ~0,6 mcg/mL/min	Min: 0,05 mcg/kg/min Máx: sem limite
		Concentrada – 8 mg (8 mL ou 8 ampolas)	SG 5% ou SF 0,9% 92 mL	80 mcg/mL ~1,2 mcg/mL/min	
Vasopressina	20 UI/mL (ampola com 1 mL)	20 UI (1 mL ou 1 ampola)	SG 5% ou SF 0,9% 100 mL	0,2 UI/mL ~ 0,0033 UI/mL/min	Min: 0,01 UI/min; 0,6 UI/ Máx: 0,04 UI/min; 2,4 UI/h
Nitroprussiato	25 mg/mL (ampola com 2 mL)	Simples – 50 mg (2 mL ou 1 ampola)	SG 5% ou SF 0,9% 250 mL	200 mcg/mL ~3,3 mcg/mL/min	Min: 0,5 mcg/kg/min Máx: sem limites
		Concentrada – 100 mg (4 mL ou 2 ampolas)	SG 5% ou SF 0,9% 250 mL	400 mcg/mL ~6,6 mcg/mL/min	
Nitroglicerina	5 mg/mL (ampola com 5 ou 10 mL)	50 mg (10 mL ou 1 ampola de 10 mL)	SG 5% 250 mL	200 mcg/mL ~3,3 mcg/mL/min	Min: 0,5 mcg/kg/min Máx: 8 mcg/kg/min
Milrinone	1 mg/mL (ampola com 20 mL)	20 mg (20 mL ou 1 ampola)	SG 5% ou SF 0,9% 80 mL	200 mcg/mL ~3,3 mcg/mL/min	Min: 0,375 mcg/kg/min Máx: 0,75 mcg/kg/min
Dopamina	5 mg/mL (ampola com 10 mL)	250 mg (50 mL ou 5 ampolas)	SG 5% ou SF 0,9% 200 mL	1 mg/mL	Min: 5 mcg/kg/min Máx: 20 mcg/kg/min

Azul de Metileno	10 mg/mL (ampola com 10 mL)	1.000 mg (100 mL ou 10 ampolas)	SF 0,9% 100 mL	5 mg/mL	*Bolus:* 1,5 a 2 mg/kg em 10 min Contínuo: 0,5 a 4 mg/kg/h
Solução de sódio hipertônica	Ampola 20% -10 mL	40 mL	SF 0,9% 60 mL		*Bolus:* 0,6 mL/kg (para casos de herniação) seguido de infusão contínua

SEDAÇÃO

DROGA	APRESENTAÇÃO	QUANTIDADE	DILUENTE	CONCENTRAÇÃO	DOSAGEM
Fentanil	50 mcg/mL (ampola com 5 mL)	2.500 mcg (50 mL ou 10 ampolas)	Não há		Min: 25 mcg/h Máx: 200 mcg/h
Propofol	10 mg/mL (ampola com 20 mL)	500 mg (50 mL)	Não há		Min: 25 mcg/kg/min Máx: 200 mcg/kg/min
Tiopental	Frasco ampola de 1 g	Simples - 4 g	SG 5% 240 mL	16,66 mg/mL	Min: 1 mg/kg/h Máx: 5 mg/kg/h
		Concentrado - 8 g	SG 5% 240 mL	33,33 mg/mL	
Morfina	10 mg/mL	100 mg (10 mL ou 1 ampola)	SG 5% ou SF 0,9% 90 mL	1 mg/mL	Min: 0,5 mg/h Máx: sem limites
Dexmedetomedina	100 mcg/mL (ampola com 2 mL)	200 mcg (2 mL ou 1 ampola)	SF 0,9% 48 mL		Min: 0,2 mcg/kg/h Máx: 1,5 mcg/kg/h
Midazolam	5 mg/mL (ampola com 3 ou 10 mL)	150 mg (30 mL ou 3 ampolas)	SG 5% ou SF 0,9% 120 mL	1 mg/mL	Min: 0,05 mg/kg/h Máx: 0,2 mg/kg/h
Ketamina	50 mg/mL (ampola de 2 mL)	50 mg	SG 5% ou SF 0,9% 100 mL		Min: 0,05 mg/kg/h Máx: 0,4 mg/kg/h
Cisatracúrio	2 mg/mL (ampola 5 mL)	80 mg ou 8 ampolas	SF 0,9% 100 mL	2,0 mg/mL	3 mcg/Kg/min
Hidrocortisona	100 mg/frasco ampola	200 mg ou 2 frascos ampolas	SF 0,9% 100 mL	2,0 mg/mL	8,0 mg/h
Amiodarona	150 mg/ampola	900 mg ou 6 ampolas	SG 5% 240 mL	3,75 mg/mL	37,5 mg/h

RESULTADOS ESPERADOS

Padronização das soluções em todo o centro cirúrgico e unidade de terapia intensiva (UTI) de modo que gere redução de custos e trocas de soluções desnecessárias.

ABRANGÊNCIA

Todos os Anestesiologistas do Instituto Central e UTI.

REFERÊNCIA

1. Soluções padronizadas no Instituto Central do Hospital das Clínicas (ICHC).

CAPÍTULO 2

Padronização de diluição de soluções endovenosas – pediatria

Ana Paula de Carvalho Canela Balzi
Fabiane Aliotti Regalio

PROCEDIMENTO

Padronização de diluição pediátrica de soluções endovenosas utilizadas no centro cirúrgico, pronto-socorro (PS) e unidade de terapia intensiva (UTI) cirúrgica.

Conceito: padronização de diluição de soluções endovenosas para crianças, utilizadas no centro cirúrgico, PS e UTI cirúrgicas.

DROGAS VASOATIVAS

DROGA	APRESENTAÇÃO	QUANTIDADE	DILUENTE	CONCENTRAÇÃO	DOSAGEM
Noradrenalina	1 mg/mL (ampola com 4 mL)	Simples – 16 mg (16 mL ou 4 ampolas)	SG 5% 234 mL	64 mcg/mL ~1 mcg/mL/min	Min: 0,1 mcg/kg/min - Máx: sem limite 5 kg – iniciar 0,5 mL/h 10 kg – iniciar 1 mL/h 15 kg – iniciar 1,5 mL/h 20 kg – iniciar 2 mL/h 25 kg – iniciar 2,5 mL/h 30 kg – iniciar 3 mL/h a partir de 35 kg – iniciar 3,5 mL/h
Dobutamina	12,5 mcg/mL (ampola com 20 mL)	Simples – 250 mg (20 mL ou 1 ampola)	SG 5% ou SF 0,9% 80 mL	2500 mcg/mL ~ 40 mcg/mL/min	Min: 5 mcg/Kg/min - Máx: 20 mcg/Kg/min 5 kg – iniciar 0,5 mL/h 10 kg – iniciar 1 mL/h 15 kg – iniciar 2 mL/h 20 kg – iniciar 2,5 mL/h 25 kg – iniciar 3 mL/h 30 kg – iniciar 3,5 mL/h a partir de 35 kg – iniciar 4,5 mL/h
Adrenalina	1 mg/mL (ampola com 1 mL)	Simples – 4 mg (4 mL ou 4 ampolas)	SG 5% ou SF 0,9% 96 mL	40 mcg/mL ~0,6 mcg/mL/min	Min: 0,1 mcg/kg/min - Máx: sem limite 5 kg – iniciar 0,8 mL/h 10 kg – iniciar 1,5 mL/h 15 kg – iniciar 2,5 mL/h 20 kg – iniciar 3 mL/h 25 kg – iniciar 4 mL/h 30 kg – iniciar 5 mL/h a partir de 35 kg – iniciar 6 mL/h

Vasopressina	20 UI/mL (ampola com 1 mL)	20 UI (1 mL ou 1 ampola)	SG 5% ou SF 0,9% 100 mL	0,2 UI/mL ~ 0,0033 UI/mL/min	Min: 0,01 UI/kg/h 0,17 miliunit/kg/min Máx: 0,48 UI/ kg/h 8 miliunit/kg/min 5 kg – iniciar 0,3 mL/h 10 kg – iniciar 0,5 mL/h 15 kg – iniciar 0,7 mL/h 20 kg – iniciar 1 mL/h 25 kg – iniciar 1,2 mL/h 30 kg – iniciar 1,5 mL/h a partir de 35 kg – iniciar 2 mL/h
Nitroprussiato	25 mg/mL (ampola com 2 mL)	Simples – 50 mg (2 mL ou 1 ampola)	SG 5% ou SF 0,9% 250 mL	200 mcg/mL ~3,3 mcg/mL/min	Min: 0,3 – 0,5 mcg/kg/min - Máx: sem limites 5 kg – iniciar 0,5 mL/h 10 kg – iniciar 1 mL/h 15 kg – iniciar 1,5 mL/h 20 kg – iniciar 2 mL/h 25 kg – iniciar 2,5 mL/h 30 kg – iniciar 3 mL/h a partir de 35 kg – iniciar 3,5 mL/h
Milrinone	1 mg/mL (ampola com 20 mL)	20 mg (20 mL ou 1 ampola)	SG 5% ou SF 0,9% 80 mL	200 mcg/mL ~3,3 mcg/mL/min	Min: 0,25 mcg/kg/min - Máx: 0,75 mcg/kg/min 5 kg – iniciar 0,4 mL/h 10 kg – iniciar 0,8 mL/h 15 kg – iniciar 1 mL/h 20 kg – iniciar 1,5 mL/h 25 kg – iniciar 2 mL/h 30 kg – iniciar 2,5 mL/h a partir de 35 kg – iniciar 3 mL/h
Dopamina	5 mg/mL (ampola com 10 mL)	250 mg (50 mL ou 5 ampolas)	SG 5% ou SF 0,9% 200 mL	1 mg/mL 16 mcg/mL/min	Min: 5 mcg/kg/min - Máx: 20 mcg/kg/min 5 kg – iniciar 1,5 mL/h 10 kg – iniciar 3 mL/h 15 kg – iniciar 5 mL/h 20 kg – iniciar 6 mL/h 25 kg – iniciar 8 mL/h 30 kg – iniciar 10 mL/h a partir de 35 kg – iniciar 15 mL/h

SEDAÇÃO

DROGA	APRESENTAÇÃO	QUANTIDADE	DILUENTE	CONCENTRAÇÃO	DOSAGEM
Fentanil	50 mcg/mL (ampola com 5 mL)	2500 mcg (50 mL ou 10 ampolas)		50 mcg/mL 50 mcg/mL/h	Min: 1 mcg/kg/h - Máx: 200 mcg/h 5 kg – iniciar 0,1 mL/h 10 kg – iniciar 0,2 mL/h 15 kg – iniciar 0,3 mL/h 20 kg – iniciar 0,4 mL/h 25 kg – iniciar 0,5 mL/h 30 kg – iniciar 0,7 mL/h a partir de 35 kg – iniciar 1 mL/h
Fentanil	50 mcg/mL (ampola com 5 mL)	2500 mcg (50 mL ou 10 ampolas)		10 mg/mL 166 mcg/mL/min	Min: 30 mcg/kg/min - Máx: 100 mcg/Kg/min 15 kg – iniciar 3 mL/h 20 kg – iniciar 3,5 mL/h 25 kg – iniciar 4,5 mL/h 30 kg – iniciar 5,5 mL/h a partir de 35 kg – iniciar 6,5 mL/h
Propofol	10 mg/mL (ampola com 20 mL)	500 mg (50 mL ou 10 ampolas)		10 mg/mL 166 mcg/mL/min	Min: 30 mcg/kg/min - Máx: 100 mcg/Kg/min 15 kg – iniciar 3 mL/h 20 kg – iniciar 3,5 mL/h 25 kg – iniciar 4,5 mL/h 30 kg – iniciar 5,5 mL/h a partir de 35 kg – iniciar 6,5 mL/h

Tiopental	Frasco ampola de 1 g	Simples - 1 g	SG 5% 100 mL	10 mg/mL 10 mg/mL/h	Min: 1 mg/kg/h - Máx: 5 mg/kg/h 5 kg – iniciar 0,5 mL/h 10 kg – iniciar 1 mL/h 15 kg – iniciar 1,5 mL/h 20 kg – iniciar 2 mL/h 25 kg – iniciar 2,5 mL/h 30 kg – iniciar 3 mL/h a partir de 35 kg – iniciar 3,5 mL/h
Dexmedetome-dina	100 mcg/mL (ampola com 2 mL)	200 mcg (2 mL ou 1 ampolas)	SF 0,9% 48 mL	4 mcg/mL	Min: 0,2 mcg/kg/h Máx: 0,7 mcg/kg/h 5 kg – iniciar 0,3 mL/h 10 kg – iniciar 0,5 mL/h 15 kg – iniciar 0,8 mL/h 20 kg – iniciar 1 mL/h 25 kg – iniciar 1,3 mL/h 30 kg – iniciar 1,5 mL/h a partir de 35 kg – iniciar 2 mL/h
Midazolam	5 mg/mL (ampola com 3 ou 10 mL)	150 mg (30 mL ou 3 ampolas)	SG 5% ou SF 0,9% 120 mL	1 mg/mL	Min: 0,1 mg/kg/h Max: 0,5 mg/kg/h 5 kg – iniciar 0,5 mL/h 10 kg – iniciar 1 mL/h 15 kg – iniciar 1,5 mL/h 20 kg – iniciar 2 mL/h 25 kg – iniciar 2,5 mL/h 30 kg – iniciar 3 mL/h a partir de 35 kg – iniciar 3,5 mL/h

DROGA	APRESENTAÇÃO	QUANTIDADE	DILUENTE	CONCENTRAÇÃO	DOSAGEM
Ketamina	50 mg/mL (ampola de 2 mL)	500 mg	SG 5% ou SF 0,9% 100 mL	5 mg/mL	Min: 0,5 mg/kg/h Max: 3 mg/kg/h 5 kg – iniciar 0,5 mL/h 10 kg – iniciar 1 mL/h 15 kg – iniciar 1,5 mL/h 20 kg – iniciar 2 mL/h 25 kg – iniciar 2,5 mL/h 30 kg – iniciar 3 mL/h a partir de 35 kg – iniciar 3,5 mL/h

BLOQUEADORES NEUROMUSCULARES

DROGA	APRESENTAÇÃO	QUANTIDADE	DILUENTE	CONCENTRAÇÃO	DOSAGEM
Rocurônio	10 mg/mL (ampola de 5 mL)	500 mg (50 mL ou 10 ampolas)	SG 5% ou SF 0,9% - 50 mL	10 mg/mL	Min: 8 mcg/kg/min Máx: 12 mcg/kg/min 5 kg – iniciar 0,2 mL/h 10 kg – iniciar 0,5mL/h 15 kg – iniciar 0,7mL/h 20 kg – iniciar 1 mL/h 25 kg – iniciar 1,2 mL/h 30 kg – iniciar 1,5 mL/h a partir de 35 kg – iniciar 1,7 mL/h

Cistracúrio	2 mg/mL (ampola de 5 mL)	50 mg (5 ampolas)	SG 5% ou SF 0,9% 100 mL	0,5 mg/mL	Min: 1 mcg/kg/min Máx: 3 mcg/kg/min 5 kg – iniciar 0,6 mL/'h 10 kg – iniciar 1,2 mL/h 15 kg – iniciar 1,8 mL/h 20 kg – iniciar 2,4 mL/h 25 kg – iniciar 1,2 mL/h 30 kg – iniciar 3 mL/h a partir de 35 kg – iniciar 4,2 mL/h
Succinilcolina	20 mg/mL (5 ou 10 mL) 50 mg/mL (10 mL) 100 mg/mL (10 mL)	1-2 mg/kg/dose em *bolus*			Min: 1 mg/kg/dose Máx: 2 mg/kg/dose Dose máxima 150 mg Não fazer contínuo

DROGAS NA PCR - PEDIATRIA

DROGA	APRESENTAÇÃO	DOSAGEM	
Adrenalina	1 mg/mL	Diluir 1 mL em 9 mL de SF 0,9% Administrar 0,1 mL/kg da solução	
Amiodarona	ampola com 1 mL	5 kg – *bolus* 0,5 mL 10 kg – *bolus* 1 mL 15 kg – *bolus* 1,5 mL	20 kg – *bolus* 2 ml 25 kg – *bolus* 2,5 mL 30 kg – *bolus* 3 mL
Bicarbonato sódio 8,4%	50 mg/mL	Administrar 1 mL/kg/ vez – em *bolus*	

RESULTADOS ESPERADOS

- Este procedimento visa à normatização das diluições endovenosas utilizadas nas UTI cirúrgicas, no PS e no centro cirúrgico, otimizando o tempo de preparo das soluções, bem como início de sua infusão. É válido, principalmente, em ambientes que não dispõe do profissional da pediatria em tempo integral. Caso o paciente tenha necessidade de restrição hídrica, não permitir a infusão dessas soluções por períodos maiores do que 6 horas – contatar um pediatra para auxiliar na confecção de nova prescrição.

ABRANGÊNCIA

- UTI cirúrgica, PS e centro cirúrgico.

REFERÊNCIAS

1. Taketomo CK, Hodding JH, Kraus DM. Pediatric Dosage Handbook: Including neonatal dosing, drug administration & extemporaneous preparations. 14th ed. Chigaco, IL: Lexi-Comp, 2008.
2. Lexicomp Online. Pediatric and Neonatal, Lexi-Drugs Online, Hudson, Ohio: Lexi-Comp Inc, 2015.

CAPÍTULO 3

Protocolo de preparação da sala operatória nas cirurgias de urgências e emergências

Maíra Soliani Del Negro

OBJETIVO

Check-lists apresentam uma proposta de resolução de alguma questão. São ferramentas importantes para que passos críticos não sejam negligenciados durante um momento de crise. O objetivo deste capítulo é sistematizar, de modo prático e objetivo, por meio de *check-list*, os principais materiais e equipamentos necessários para se iniciar uma cirurgia de urgência e emergência. É fundamental que haja sistematização e, conforme a complexidade ou condições inerentes a cada serviço e tipo de cirurgia, a necessidade desses itens pode variar para mais ou menos.

PAREDE

- Aspirador funcionando com cânula conectada.
- Manômetros de oxigênio (O^2) e ar, com no mínimo 4 Kpa, conectados ao aparelho de anestesia.
- Saída auxiliar de O^2 funcionante e com bolsa/válvula/máscara funcionantes.

SUPORTE DE SORO

- Ringer lactato (RL)/solução fisiológica (SF) a 0,9% com equipamentos montados + extensor ou polifix.
- Dependendo do porte: aquecedor de infusões, *cell saver* e *kit* completo para pressão arterial invasiva e bombas de infusão ligadas, conectadas aos módulos/tomadas.
- Esparadrapos/micropores para fixação do tubo e oclusão ocular.

APARELHO DE ANESTESIA

- Aparelho de anestesia checado e testado.
- Vaporizadores desligados.
- Válvula *pop-off* aberta.
- Laringoscópio testado com 2 lâminas (p. ex.: adulto números 3 e 4).
- Cânula orofaríngea (Guedel).
- Fio-guia, sonda trocadora e Bougie.
- Três tamanhos de cânulas orotraqueais.
- Seringa para insuflação do balonete.
- Lidocaína *spray*.
- Capnógrafo conectado ao filtro.
- Monitorização multiparamétrica disponível e em condições de uso (cardioscópio, oxímetro, aparelho de pressão invasiva e não invasiva, termômetro).

DROGAS

- Drogas aspiradas.
- Antibióticos diluídos.
- Dependendo do porte e comorbidades, vasopressores já preparados para infusão contínua e *bólus*.

REFERÊNCIAS

1. Hepner DL, Arriaga AF, Cooper JB, Goldhaber-Fiebert SN, Gaba DM, Berry WR, et al. Operating Room Crisis Checklists and Emergency Manuals. Anesthes. 2017;127(2):384-392.
2. W. Levine, R. Allain, T. Alston, P. Dunn, J. Kwo and C. Rosow (editors). Handbook of clinical anesthesia procedures of the Massachusetts General Hospital, 8th. Published by Lippincott Williams and Wilkins, Philadelphia, 2010.

CAPÍTULO 4

Protocolo de passagem e manipulação de cateteres central e de pressão arterial invasiva

Roseny dos Reis Rodrigues

OBJETIVO

Aumentar a vida útil dos cateteres, bem como reduzir as infecções de corrente sanguínea associadas ao cateter.

CATETER VENOSO CENTRAL

Passagem

- Passagem após antissepsia rigorosa do local com material estéril e paramentação adequada (máscara, gorro, luvas estéreis e capa).
- Uso da técnica convencional de Seldinger.
- Uso do aparelho de ultrassom (US) é obrigatório.
- Fixação definida no treinamento institucional da anestesia — primeiro ponto na pele, seguido por fixação em bailarina e fixação com ponto nas "asas" azuis do cateter. Não usar as "borboletas".
- Curativo do primeiro dia realizado com gaze estéril e, somente após, colocar o curativo oclusivo. Nunca usar curativo sem gaze estéril no primeiro dia.
- Todo o procedimento, até a colocação do curativo, deve ser estéril.
- Locais preferenciais de punção venosa do cateter venoso central (CVC) no pronto-socorro (PS):
  - jugular interna direita ou esquerda;
  - veia femoral, se presença de trauma de crânio;
  - subclávia, se não houver coagulopatia ou se o paciente já possuir drenagem de tórax ipsilateral.
- Em casos de passagem de cateter por residentes, deve haver o acompanhado por um assistente, capaz de intervir se houver erros e/ou complicações durante todo tempo.

Manipulação dos cateteres

- Sempre usar luvas de procedimento para manipular o cateter (injetar drogas, coletar exames, etc.).
- Não permitir cateteres ou "torneirinhas" sem tampas ou outro tipo de oclusão.
- Após aspirar sangue, sempre limpar a via e as "torneirinhas". Não permitir sangue ou outro material biológico visível nas conexões.
- Transfundir preferencialmente no cateter venoso periférico.
- Antes de injetar nas conexões de cateteres que vêm de fora do centro cirúrgico, limpar o local da injeção com álcool Swab.
- Proteger as vias sem uso dos cateteres com tampas novas ao final do procedimento anestésico. Não usar tampas que não estejam devidamente acondicionadas.

CATETER DE PRESSÃO ARTERIAL INVASIVA

Passagem

- Após antissepsia rigorosa do local com material estéril e paramentação adequada (máscara, gorro, luvas estéreis e capa).
- Uso da técnica convencional de Seldinger.
- Uso do aparelho de US é altamente recomendado.
- Fixação definida no treinamento institucional de anestesia.
- Todo o procedimento até a colocação do curativo deve ser estéril.
- Locais preferenciais de punção arterial no PS:
  - artéria radial;
  - artéria femoral.
- Em casos de passagem de cateter por residentes, deve haver o acompanhamento de um assistente durante todo o tempo.
- Realizar teste de Allen antes do procedimento.

Manipulação dos cateteres

- Sempre usar luvas de procedimento para manipular o cateter (coletar exames, etc.).
- Não permitir cateteres ou "torneirinhas" sem tampas ou outro tipo de oclusão.
- Após aspirar sangue, sempre limpar a via e as "torneirinhas". Não permitir sangue ou outro material biológico visível nas conexões.
- Antes de usar as conexões de cateteres que vêm de fora do centro cirúrgico, limpar o local da injeção com álcool Swab.
- Proteger as vias sem uso dos cateteres com tampas novas ao final do procedimento anestésico. Não usar tampas que não estejam devidamente acondicionadas.

REFERÊNCIA

1. Baseado em protocolos e *check-lists* institucionais.

CAPÍTULO 5

Check-list de avaliação secundária do trauma

Roseny dos Reis Rodrigues

OBJETIVO

A realização de *check-list* ajuda os profissionais de saúde a minimizar os erros e *near-miss* que ocorrem no sistema hospitalar. Após a avaliação primária do Advanced Life Support (ATLS), a realização de um *check-list* secundário pode ajudar a evitar falhas diagnósticas e/ou terapêuticas, bem como melhorar a assistência global ao paciente vítima de trauma. Este capítulo visa sistematizar o atendimento anestésico.

PROTOCOLOS DE REANIMAÇÃO

- A sequência proposta não é baseada em protocolos e/ou diretrizes de reanimação.
- Os preceitos básicos são fundamentados no anagrama NA HORA:

  N – neurológico

  A – *airway* (via aérea)/respiratório

  H – reposição volêmica/transfusão/cardivascular

  O – outros (dispositivos; beta-HCG)

  R – renal (rabdomiólise; medidas nefroproteção)

  A – antibiótico

NEUROLÓGICO

- Avaliar a profundidade da anestesia e eventual necessidade de doses adicionais.
- Avaliar se a escolha das drogas anestésicas está adequada ao caso.
- Avaliar e anotar a reatividade e tamanho pupilar no início e no final de cada cirurgia.
- Avaliar a possível necessidade de uso de anticonvulsivantes.
- Discutir com a equipe cirúrgica a necessidade de monitor de pressão intracraniana (PIC).
- Buscar a pressão de perfusão cerebral (PPC) ideal nos casos de traumatismo crânio encefálico (TCE) com monitor de PIC.
- Adotar medidas de neuroproteção nos casos de TCE moderado e grave.
- Avaliar necessidade de colar cervical.
- Atentar para casos que evoluam com diabetes insípido e com o sódio.

AIR WAY (VIA AÉREA)/RESPIRATÓRIO

- Reavaliar o posicionamento e a perviedade do tubo endotraqueal.
- Realizar ausculta respiratória bilateral.
- Checar perviedade e funcionamento dos drenos de tórax, se estiverem presentes.
- Ajustar capnografia.
- Ajustar ventilação mecânica para parâmetros de melhor ventilação.
- Avaliar presença de enfisema subcutâneo.

REPOSIÇÃO VOLÊMICA/TRANSFUSÃO/CARDIOVASCULAR

- Avaliar reposição volêmica baseada em metas.
- Avaliar necessidade de iniciar transfusão.
- Avaliar necessidade de iniciar droga vasoativas.
- Corrigir acidose.
- Fazer diagnóstico de choque em caso da sua ocorrência.

OUTROS (DISPOSITIVOS; BETA-HCG)

- Avaliar necessidade de dispositivos de monitorização invasiva.
- Solcitar beta-HCG em mulheres em idade fértil.
- Checar possíveis objetos ainda presentes nos pacientes (lentes de contato, anéis, *piercings*).
- Rever história de alergias.
- Rever fixação e locação adequada de todos os dispositivos instalados.
- Checar/corrigir resultados de exames.
- Pensar/atentar para a possibilidade/necessidade de damage control.
- Prevenir/tratar hipotermia.

RENAL (RABDOMIÓLISE; MEDIDAS NEFROPROTEÇÃO)

- Observar e quantificar a diurese e o seu aspecto.
- Considerar início de medidas para rabdomiólise.

ANTIBIÓTICO

- Considerar antibioticoterapia profilática/terapêutica.

REFERÊNCIA

1. Basesado em protocolos/*check-lists* institucionais.

CAPÍTULO 6

Cuidados intensivos pós-operatório imediato

Roseny dos Reis Rodrigues

OBJETIVO

Otimizar os cuidados pós-operatórios de pacientes que aguardam unidade de terapia intensidade (UTI) em sala operatória (SO) e que tenham previsão de permanência por um período maior ou igual a 2 horas.

AÇÕES GERAIS

- Revisão de posicionamento e funcionamento adequando de todos os dispositivos instalados no paciente (tubo orotraqueal, drenos, cateteres, sondas, fio de marcapasso, etc.) ao final da cirurgia, bem como em todas as vezes que houver mudança de leito ou remoção para realização de exames.
- Troca do paciente para cama-leito comum, com mudança de decúbito a cada 2 horas, ou conforme protocolo de cada instituição e dependendo da estabilidade hemodinâmica e tipo de cirurgia.
- Elevação de cabeceira em no mínimo 30 graus.
- Promoção de condições de normotermia, normoglicemia, analgesia e pH, mantendo a monitorização. Considerar instalação de manta térmica, uso de insulina, analgésicos e re-equilíbrio do pH (ressuscitação volêmica) guiado por metas.
- Abertura da ficha institucional de controles de dados vitais, perdas e ganhos hídricos.
- Instalação de aporte calórico, soroterapia com glicose e eletrólitos.
- Checagem e identificação de drogas sedativas e vasoativas para evitar erros e trocas de medicações.
- Checagem e administração de antibióticos, conforme prescrição.
- Fornecimento de oxigenioterapia com manutenção de saturação satisfatória.
- Acionamento da equipe de fisioterapia institucional para o acompanhamento do paciente.
- Realização de profilaxias de lesão aguda de mucosa gastroduodenal (LAMGD) e tromboembolismo venoso (TEV), quando indicados.
- Instalação de meias com compressor pneumático intermitente em membros inferiores nos casos indicados.
- Coleta de culturas (se não realizadas anteriormente) nos casos de sepse.
- Reavaliação de débito urinário/balanço hídrico a cada 2 horas.
- Avaliação de condições de extubação, com atenção especial para pacientes portadores de neurotrauma com alta energia cinética envolvida no mecanismo de trauma. Evitar a extubação em SO por conta do edema progressivo associado à segunda onda de lesão.
- Atenção à possível "saturação" dos filtros da ventilação mecânica, pois podem obstruir o ventilador da anestesia após horas continuadas de uso.

- Checagem de proteção ocular, dorso, pele e presença de objetos que possam ter sido posicionados inadequadamente sobre o paciente causando lesões.
- Solicitação da equipe cirúrgica se houver instabilidade hemodinâmica nova, de qualquer natureza. Considerar sangramento e sempre afastar, em primeira instância, as causas de choque obstrutivo (ver capítulo Diagnóstico diferencial de choque no trauma).

SOLICITAÇÃO DE EXAMES

- Raios X de tórax no leito para avaliar pneumotórax e local do cateter central, se houver.
- Eletrocardiograma (ECG) para avaliar presença de isquemia, distúrbios de eletrólitos ou presença de arritmias.
- Realizar US de tórax a beira do leito para dúvidas diagnósticas.
- Hemograma completo.
- Gasometria arterial com lactato, a cada 6 horas para pacientes com permanência prolongada. Anotar os resultados em folha de exames e anexar junto com a ficha de anestesia.
- Gasometria venosa central, a critério do anestesista ao avaliar o caso. Verificar necessidade de inotrópico, volume ou transfusão.
- Avaliar o delta CO^2 nas gasometrias arterial e venosa.
- Creatinofosfoquinase (CPK).
- CKMB e troponina em pacientes acima de 55 anos e/ou com fatores de risco de doença coronariana e para os casos de trauma torácico grave (possibilidade de contusão cardíaca).
- Fibrinogênio, tempo de protrombina (TP), razão normalizada internacional (RNI) e tempo de tromboplastina parcial ativada (TTPA).
- Ureia, creatinina e eletrólitos (corrigir se necessário).
- Transaminase glutâmico-oxalacética (TGO), transaminase glutâmico-pirúvica (TGP), amilase, bilirrubinas, fosfatase alcalina (em trauma abdominal complexo ou pacientes com altas doses de drogas vasoativas).
- Ecocardiograma (ECO) em casos de suspeita de isquemia ou contusão miocárdica.
- Em casos de hiperlactetemia progressiva, tomar condutas pertinentes conforme protocolo guiado por metas.

- Tromboelastometria (se disponível) EXTEM e FIBTEM para ajustes da coagulação em pacientes que tenham suspeita de coagulopatia ou em vigência de sangramento ativo.
- Tomografia computadorizada (TC) de crânio pós-operatória nos casos de neurotrauma ou quando solicitado pela equipe cirúrgica.

RESULTADOS ESPERADOS

- Melhora dos cuidados do paciente crítico.
- Melhora do prognóstico neurológicos dos pacientes graves, sobretudo dos neurológicos.

REFERÊNCIA

1. Baseado em protocolos e rotinas das UTI cirúrgicas do Instituto Central do Hospital das Clínicas da Universidade de São Paulo.

CAPÍTULO 7

Protocolo de indicações e critérios de unidade de terapia intensiva

Roseny dos Reis Rodrigues

OBJETIVO

Otimizar os recursos e evitar que pacientes graves, ou com potencial de agravamento, sejam alocados em locais com menor suporte.

- Devem ser consideradas as seguintes causas para a transferência para unidade de terapia intensiva (UTI) no pós-operatório.

NEUROLÓGICAS

- Pacientes com rebaixamento agudo do nível de consciência após o procedimento ou devido à patologia cirúrgica inicial.
- Hemorragia subaracnoide aneurismática (até 21 dias > risco de vasoespasmo).
- Trauma de crânio moderado e grave.

CARDIOVASCULAR

- Instabilidade hemodinâmica e/ou choque de qualquer etiologia.
- Uso de drogas vasoativas em qualquer dose.
- Paciente com curva de ascensão de lactato arterial ou venosa central.
- Pacientes pós-parada cardiorrespiratória (PCR).
- Pacientes coronariopatas submetidos a procedimentos cirúrgicos de médio ou grande porte.
- Pacientes portadores de valvulopatias (moderada a grave) submetidos a procedimentos cirúrgicos de médio ou grande porte.

RESPIRATÓRIAS

- Pacientes entubados ou dependentes de altas frações inspiradas de oxigênio.
- Pacientes com necessidade de fisioterapia intensiva ou necessitando ventilação não invasiva.
- Cirurgia realizada nas vias aéreas ou com risco de perda de patência de via aérea (obstrução parcial ou total).
- Pacientes portadores de hipertensão pulmonar moderada ou grave.

RENAL

- Paciente oligúrico ou anúrico agudo.
- Paciente com acidose metabólica importante que não apresenta melhora após hidratação/intervenções.
- Pacientes agudos com necessidade de diálise.
- Rabdomiólise com creatinofosfoquinase (CPK) acima de 10.000.
- Pós-operatório imediato (POI) de transplante renal.

GERAL

- Politraumatizados com mecanismo de trauma envolvendo alta energia cinética ou injury severity score (ISS) > 16.
- Eventos intraoperatórios (broncoaspiração, bloqueios atrioventriculares [AV] novos, suspeita de infarto agudo do miocárdio [IAM] ou troembolismo pulmonar [TEP]).
- Laparotomia exploradora em extremos de idade.
- Necessidade de politransfusão.
- Pós-operatório de pancreatectomia/necrosectomia pancreática.
- Pacientes com hipotermia de moderada a profunda.
- Qualquer disfunção orgânica aguda.
- Suspeita ou diagnóstico confirmado de síndrome de compartimento abdominal.
- Glicemias elevadas com necessidade de controle glicêmico por protocolo de insulina endovenoso.
- Suspeita de coagulopatia congênita e/ou adquirida, com potencial ou risco aumentado de sangramento.

INFECCIOSAS

- Pacientes em sepse ou choque séptico.

VASCULARES

- Cirurgias com anastomose vasculares de vasos calibrosos (risco de sangramento).

OBSERVAÇÕES

- Este capítulo tem como objetivo criar um guia para as indicações de UTI no POI. A avaliação clínica a beira leito deve sempre ser considerada, e a indicação de UTI deve ser mantida para qualquer situação que coloque em risco a vida do paciente.

REFERÊNCIAS

1. Graβ C, Stretti F, Zakhary W, Turton E, Sgouoropoulou S, Mende M, et al. Impact of opening hours of the post anaesthetic care unit on fast-track success in cardiac surgery. Minerva Anestesiol. 2017;83:155-64.
2. Vincent JL, Rubenfeld GD. Does intermediate care improve patient outcomes or reduce costs? Critical Care. 2015;19:89.

CAPÍTULO 8

Reposição nos principais distúrbios eletrolíticos

Antonio Paulo Nogueira Costa
Mariana Guimarães do Couto

OBJETIVO

Os desequilíbrios hidroeletrolíticos estão entre os principais problemas clínicos encontrados na emergência e podem ser fatais se não corrigidos adequadamente. A apresentação clínica pode ser assintomática ou com graves sintomas, como alteração do estado neurológico ou arritmias cardíacas. O objetivo desse protocolo é fornecer, de maneira rápida e segura, informações para reposição eletrolítica na sala cirúrgica de emergência.

HIPOCALEMIA

- Definição: < 3,5 mEq/L (< 2,5 mEq/L — grave).
- Apresentação: cloreto de potássio (KCl) a 19,1% (25 mEq/ampola).
- Tratamento:
  - < 3,5 mEq/L — KCl 19,1% (1 ampola 25 mEq + SF 0,9% 100 mL, infundir em 1 hora)
  - < 2,5 mEq/L — KCl 19,1% (3 ampolas 75 mEq + SF 0,9% 100 mL, infundir em 3 horas)
- Eletrocardiograma (ECG): onda U, achatamento de onda T, depressão de ST.
- Controle de calemia e monitorização eletrocardiográfica durante e após reposição. Atenção para hipocalemia em pacientes em uso de digitálicos.

HIPOCALCEMIA

- Definição: < 8,5 mg/dL (< 7,0 mg/dL — grave).
- Hipocalcemia conceitualmente é a diminuição de cálcio (< 8,5 mg/dL) ou cálcio ionizado (< 1 mEq/L).
- Apresentações: cloreto de cálcio (ClCa) a 10% (272 mg de Ca/ampola) ou CaGlu a 10% (94 mg de Ca/ampola).
- Tratamento: CaCl a 10% (15 mg/Kg + SF 0,9%, 100 mL, infundir em 30 minutos)
- ECG: alargamento isolado de QT e arritmias.
- Cuidado com pacientes em uso de digitálicos, pois há risco de fibrilação ventricular (FV). Atenção a maior necessidade de reposição em pacientes recebendo hemoderivados e/ou hemocomponentes.

HIPOMAGNESEMIA

- Definição: < 1,8 mg/dL (< 1 mg/dL — grave).
- Apresentações: sulfato de magnésio (MgSO4) a 10% (8,1 mEq/ampola) ou cloreto de magnésio (MgCl2) a 10% (12 mg/ampola).
- Tratamento:
  - < 1,8 mg/dL — MgSo4 a 10% (ampola de 10 mL + SF 0,9% 100mL, infundir em 1 hora [velocidade máxima 1 g/h]).
  - < 1 mg/dL — infundir a mesma solução lentamente, em 5 minutos para evitar náuseas, vômito e hipotensão.
- ECG: alargamento de PR e QT.

- Ação sinérgica com relaxantes musculares e bloqueadores de Cálcio. Há contraindicação em pacientes com miastenia.

HIPONATREMIA

- Definição: < 135 mEq/L (< 125 mEq/L — grave).
- Apresentação: solução salina 20% ou solução salina 3% (513 mEq/L).
- Tratamento: solução salina 3%, 4 mL/kg em 3 horas, seguida de 12 mL/kg em 24 horas. Elevar natremia a 0,5 mEq/L/h até 12 mEq/L/24h. Em extrema gravidade, utilizar solução salina 20%, 1 ampola infundida lenta (repetir 1 vez se necessário).
- A fórmula que pode ser utilizada para reposições em hiponatremia corrigida no caso para 130 mEq/L é:

$$\text{Homens: } 0{,}6 \times \text{peso} \times (130 - \text{Na medido})$$

$$\text{Mulheres: } 0{,}5 \times \text{peso} \times (130 - \text{Na medido})$$

- Para o tratamento adequado sempre deve ser considerada a velocidade de instalação e o mecanismo fisiopatológico do distúrbio natrêmico. Não ultrapassar 12 mEq/24 h.

REFERÊNCIA

1. Ayus JC, Caramelo C. Sodium and potassium disorders. In: Shoemaker WC, Ayres SM, Grenvik A, Holbrook PR. Textbook of Critical Care. 4th ed. WB Saunders Co., Philadelphia. 2000:853 61.

CAPÍTULO 9

Protocolo de prevenção e controle de hipotermia

Roseny dos Reis Rodrigues

OBJETIVO

Reconhecer os pacientes com fatores de risco para hipotermia, para a prevenir precocemente. Diagnosticar desde a admissão os pacientes que já cheguem hipotérmicos, bem como iniciar as medidas de reaquecimento.

FATORES DE RISCO PARA HIPOTERMIA NO TRAUMA

- Presença de roupas molhadas.
- Temperatura ambiente do meio de transporte para unidade de saúde.
- Anestesia geral (> 3 horas).
- Tempo prolongado de cirurgia.
- Injury severity score (ISS).
- Presença de choque.
- Extremos de idade.

CLASSIFICAÇÃO POR TEMPERATURA NO TRAUMA

- Normotermia: 37°C (+/- 0,5°C).
- Hipotermia leve: 34 a 36°C.
- Hipotermia moderada: 32 a 34°C.
- Hipotermia grave: abaixo de 32°C.

MECANISMOS DE PERDA DE CALOR

- As formas de manejar as perdas de calor estão apresentadas no Quadro 1.

Quadro 1. Manejo da perda de calor

MECANISMO DE PERDA DE CALOR	COMO EVITAR
Radiação	- Uso de colchões térmicos - Minimizar exposição à anestesia - Aumentar temperatura ambiente - Uso de aquecedores
Condução	- Retirar roupas molhadas - Evitar contato com superfícies frias
Convecção	- Evitar "turbilhonamento" da massa de ar na sala operatória (p. ex., abertura e fechamento frequente da porta da sala)
MECANISMO DE PERDA DE CALOR	COMO EVITAR
Evaporação	- Uso de colchões térmicos - Evitar tempos cirúrgicos prolongados com cavidade "aberta", que aumentam o tempo de perdas insensíveis e calor

AFERIÇÃO DA TEMPERATURA

- Os locais preferenciais para aferição da temperatura são: esofágica, nasofaríngea, timpânica ou sanguínea (p. ex., cateteres de artéria pulmonar). Pacientes em estado de choque e em uso de altas doses de drogas vasoativas, podem ter sua temperatura no termômetro axilar "falseadas".

PROPOSTA DE TRATAMENTO

- As indicações de tratamento são apresentadas no Quadro 2.

Quadro 2. Propostas de tratamento de acordo com a temperatura

ABAIXO DE 32°C	32 A 36°C	ACIMA DE 36°C	37°C OU MAIS
1. Lavagem de cavidades com fluidos aquecidos 2. Utilizar dispositivos de aquecimento arteriovenoso 3. Considerar ECMO 4. Considerar os itens anteriores a outros graus de hipotermia	1. Minimizar os mecanismos de perda de calor 2. Uso de gases aquecidos e umidificados 3. Colchão e manta térmica 4. Uso de fluidos aquecidos	1. Retirar roupas molhadas 2. Evitar mecanismos de perda de calor 3. Evitar superfícies frias 4. Controle de temperatura do ambiente	1. Parar o aquecimento 2. Manter vigilância sobre a temperatura

ECMO, oxigenação por membrana extracorpórea.

ATENÇÃO

A monitorização da temperatura deve ser constante e as reavaliações podem implicar em mudanças de estratégias.

IMPLICAÇÕES NA FALHA DO MANEJO/PREVENÇÃO DA HIPOTERMIA

- Distúrbio de coagulação.
- Confusão mental e outras disfunções neurológicas.
- Maior predisposição a broncoaspiração.
- Piora dos distúrbios metabólicos associados.

REFERÊNCIAS

1. Lapostolle F, Sebbah JL, Couvreur J, Koch FX, Savary D, Tazarourte K, et al. Risk factors for onset of hypothermia in trauma victims: the HypoTraumstudy. Crit Care. 2012;16:R142.
2. Ireland S, Endacott R, Cameron P, Fitzgerald M, Paul E. The incidence and-significance of accidental hypothermia in major trauma — a prospective observational study. Resuscitation. 2011;82:300–6.
3. Aitken LM, Hendrikz JK, Dulhunty JM, Rudd MJ. Hypothermia and associa-tedoutcomes in seriously injured trauma patients in a predominantly sub-tropicalclimate. Resuscitation. 2009;80:217–23.
4. Arthurs Z, Cuadrado D, Beekley A, Grathwohl K, Perkins J, Rush R, et al. The impact of hypothermia on trauma care at the 31st combat support hospital. Am J Surg. 2006;191:610–4.
5. Farkash U, Lynn M, Scope A, Maor R, Turchin N, Sverdlik B, et al. Doesprehospital fluid administration impact core body temperature and coagulation functions in combat casualties? Injury. 2002;33:103–10.
6. Perlman R, Callum J, Laflamme C, Tien H, Nascimento B, Beckett A, et al. A recommended early goal-directed management guideline for the prevention of hypothermia-related transfusion, morbidity, and mortality in severely injured trauma patients. Critical Care. 2016;20:107.

CAPÍTULO 10

Monitorização no trauma

Roseny dos Reis Rodrigues

OBJETIVO

A monitorização do paciente grave é fundamental para o diagnóstico precoce de arritmias, situações de hipóxia/disóxia, hipoperfusão e hipofluxo tecidual. O entendimento em todos os aspectos de cada monitor, bem como as suas limitações é fundamental para evitarmos erros de interpretação.

MATERIAL MÍNIMO NECESSÁRIO

- Cardioscópio
- Sonda vesical de demora
- Pressão arterial invasiva e não invasiva e índice bispectral (BIS)
- Oximetria de pulso; capnografia
- Termômetro
- Laboratório (gasometria, lactato, hemoglobina e eletrólitos)

MATERIAL AVANÇADO

- Ecocardiograma
- Ultrassonografia
- Monitor de débito cardíaco
- Oximetria cerebral
- Monitor de pressão intracraniana (PIC)
- Monitor de pressão intra-abdominal (PIA)

MONITORES

Todos os dados fornecidos devem ser interpretados sob a ótica da avaliação clínica a beira leito, conforme detalhado a seguir.

- Cardioscópio: possui 5 cabos e deve ser instalado em todos os pacientes. Fornece informações sobre frequência cardíaca (FC), ritmo, isquemia e até suspeita de distúrbios hidroeletrolíticos.
- Oximetria de pulso: deve ser instalada em todos os pacientes. Fornece informações sobre a saturação do paciente, além de FC, ritmo e avaliação indireta da volemia do paciente.
- Capnografia: deve ser instalada em todos os pacientes sob anestesia geral. Fornece informações sobre a ventilação do paciente (alvo entre 30 e 38), metabolismo e perfusão central dos tecidos.
- Sonda vesical: deve ser instalada em todos os pacientes com traumas extensos. Com ela é possível quantificar o débito urinário normal de um adulto (0,5 a 1 mL/kg/h). A sonda vesical de 3 vias deve ser passada para mensuração da PIA em pacientes que tenham risco de cursar com hipertensão intra-abdominal
- Termômetro: deve ser instalado em todos os pacientes vítimas de traumas. A manutenção de normotermia é de extrema importância para prevenção de coagulopatia. Os locais preferenciais são esofágico e/ou retal.

- Pressão arterial invasiva: deve ser instalada em todos os pacientes vítimas de traumas graves. Fornece informações sobre a pressão arterial em tempo real, assim como permite uma linha para coleta de gasometria arterial e outros exames. Nos monitores com software instalado, permite calcular a variação da pressão de pulso que fornece sinais indiretos da volemia do paciente. Em pacientes sem comorbidades e vítimas de traumas de baixa complexidade, pode-se optar pela pressão arterial não invasiva.
- BIS: deve ser instalado em todos os pacientes vítimas de traumas graves. Fornece informações sobre a profundidade da anestesia e sinais indiretos de hipofluxo cerebral. O alvo é mantê-lo entre 40 e 60.
- Tromboelastografia: fornece informações sobre a propriedade viscoelástica do coágulo com capacidade de guiar a terapia transfusional na maioria dos casos. Implica em redução do uso de hemocomponentes e dos riscos transfusionais.
- Ecocardiograma: o uso do ecocardiograma em situações de urgência e emergências tem o potencial de alterar o manejo dos pacientes de forma crucial para o melhor desfecho. O exame focado não tem como objetivo o diagnóstico definitivo, e os tratamentos se resumem à infusão de fluídos, administração de vasopressores e/ou inotrópicos, bem como apontar situações de drenagem pericárdica e/ou pleural com risco iminente de óbito.
- Ultrassonografia (US): o uso da US na sala operatória tem como objetivo a avaliação inicial do paciente crítico de trauma com antecedentes pessoais e lesões não definidas e monitorização dinâmica perioperatória. Promove aumento da segurança para realização de procedimentos invasivos. Ajuda no diagnóstico de pneumotórax e derrame pleural, por exemplo.
- Oximetria cerebral: é uma tecnologia que parece fornecer uma medida precisa da oxigenação de tecido, específica do local.
- Monitor de PIC: instalado nos casos graves de TCE, ajuda o anestesista a buscar a pressão de perfusão cerebral (PPC) que deve ser mantida entre 50 e 70 mmHg.
- PIA: pacientes com alto risco de evoluir com síndrome de compartimento abdominal (SCA), como grandes queimados, ressuscitação volêmica agressiva, politransfusão, entre outros, devem ter suas PIA monitoradas.

Todos esses dados devem ser interpretados em conjunto com outros dados laboratoriais e sob a ótica da avaliação clínica a beira do leito.

- Gasometria arterial: deve ser coletada em todos os pacientes vítimas de traumas graves com comorbidades, ou se existir dúvidas quanto à presença de disóxia ou hipoperfusão tecidual. Fornece informações sobre pH (pH alvo 7,35-7,45), pressão parcial de oxigênio (pO^2), pressão parcial de dióxido de carbono (pCO^2) e o bicarbonato. Com a gasometria arterial é possível calcular a relação pO^2/FiO^2 que nos fornece informações sobre a troca gasosa no parênquima pulmonar. Baixas relações pO^2/FiO^2 (< 200) são alertas para exclusão de causas que possam estar piorando a oxigenação. É mandatório excluir causas mecânicas (atelectasias, hemotórax, pneumotórax, obstrução ou seletivação do tubo orotraqueal, broncoespasmo, falha de rede de gases ou equipamento) antes de pensar em sobrecarga volêmica. O Base Excess (BE) da gasometria também é outro dado que fornece informações sobre a perfusão tissular. O BE menor que 6 é um marcador importante de piora da hipoperfusão, e medidas devem ser adotadas para a sua normalização. O bicarbonato é um tampão rapidamente consumido em situações de sofrimento tecidual. A sua reposição está reservada para casos de acidose metabólica, como ponte enquanto a causa base deve ser tratada, não devendo ser administrado como tratamento definitivo. Considerar a sua reposição em situações de acidose metabólica com pH < 7,2 ou bicarbonato sérico < 12 mEq/dL.
- Gasometria venosa: o objetivo da saturação venosa central é manter no paciente anestesiado em torno de 70%. Pacientes com SvO^2 baixa devem ter revistos seus parâmetros ventilatórios e de perfusão tecidual. Lembrar que SvO^2 > 70% isoladamente não é um marcador de boa perfusão tecidual, pois a anestesia e a hipotermia garantem uma redução do metabolismo corporal, elevando à saturação venosa central. Seus valores devem ser interpretados em conjunto com outros dados laboratoriais e sob a ótica da avaliação clínica a beira leito.
- Lactato arterial ou venoso central: sobe frequentemente em situações de hipoperfusão tecidual. Lactato acima de 2 mmol/L é um marcador de mortalidade em choque séptico. Deve ser monitorado durante a cirurgia e coletado em vários momentos para que tenda a normalização ou ao seu

clareamento. Pacientes com lactato elevado devem ter a sua reposição volêmica iniciada imediatamente, e serem reavaliados após a tomada de condutas (ver protocolo de reposição volêmica). Lembrar que em pacientes hepatopatas por não metabolizar bem o lactato, podem aparecer valores mais elevados sem significar hipoperfusão. Nesses casos, deve ser considerado, além da situação clínica do paciente, a tendência da curva de lactato (em ascensão ou queda).

- Delta CO^2: a diferença de CO^2entre as gasometrias arterial e venosa maior que 5 é um marcador de hipoperfusão oculta, e a reavaliação da reposição volêmica deve ser realizada.
- Hematócrito e hemoglobina: devem ser coletados e seriados em todos os pacientes vítimas de trauma. Para pacientes com sangramento ativo, além de medidas cirúrgicas de hemostasia, a transfusão de concentrado de hemácias deve ser considerada para manter uma hemoglobina em torno de 7 g/dL na maioria dos pacientes, e entre 8 e 10 g/dL em paciente portador de trauma de crânio associado.
- pH urinário: pacientes com medidas para rabdomiólise devem ter o seu pH urinário monitorado e mantido em torno de 6,5 (ver protocolo de rabdomiólise).

REFERÊNCIAS

1. American Society of Anesthesiologists Task Force on Perioperative Blood Transfusion and Adjuvant Therapies. Practice guidelines for perioperative blood transfusion and adjuvant therapies: An updated report by the American Society of Anesthesiologists Task Force on Perioperative Blood Transfusion and Adjuvant Therapies. Anesthesiology. 2006; Jul;105:198-208.
2. Spahn DR, Cerny V, Coats TJ, Duranteau J, Fernandez-Mondejar E, Gordini G, et al. Management of bleeding following major trauma: A European guideline. Crit Care. 2007;11:R17.
3. Zimmerman JM, Coker BJ. The Nuts and Bolts of Performing Focused Cardiovascular Ultrasound (FoCUS). Anesth Analg. 2017;124(3):753-60.
4. Jensen MB, Sloth E, Larsen KM, Schmidt MB. Transthoracic echocardiography for cardiopulmonary monitoring in intensive care. Eur J Anaesthesiol. 2004;21(9):700-7.

CAPÍTULO 11

Reposição volêmica

Thiago Dias De Rossi
Roseny dos Reis Rodrigues

OBJETIVO

A finalidade da reposição volêmica é a manutenção da perfusão tecidual com oferta garantida de oxigênio aos tecidos em nível celular. Hipoperfusão acarreta em glicólise anaeróbia, produção de lactato e função celular alterada com morte celular por necrose ou apoptose. A síndrome da resposta infamatória sistêmica (SIRS), o aumento da permeabilidade capilar, a liberação de fatores pró-inflamatórios e de moléculas reativas de oxigênio podem se desenvolver horas após o trauma. Sobrecarga de fluidos pode acarretar degradação da camada endotelial de glicocálix, interferindo na difusão de oxigênio aos tecidos, levando a um pior prognóstico. Nesse sentido, a monitorização da perfusão tecidual por meio laboratorial e de marcadores dinâmicos da responsividade a volume são indicados.

RECONHECER O TIPO DE CHOQUE

- Pacientes politraumatizados com instabilidade hemodinâmica estão, na maioria das vezes, em choque hipovolêmico. Contudo, outras causas devem ser avaliadas de maneira rápida pelo anestesiologista, como o choque cardiogênico (contusão cardíaca) ou obstrutivo (pneumotórax hipertensivo, tamponamento cardíaco), pois necessitam de condutas complementares além da reposição volêmica.

SINAIS CLÍNICOS

- A taquicardia, tradicionalmente utilizada como marcador de hipovolemia em pacientes hipotensos, pode estar ausente em até 30% dos casos. A ausência de taquicardia (frequência cardíaca [FC] < 70 bpm) associada a preditores de hipoperfusão (Base Excess [BE] < - 6 mEq/L, lactato elevado) pode ser considerada como preditor de mortalidade em pacientes politraumatizados.

CONDUTAS ASSOCIADAS

- Em sangramentos ativos, o objetivo primordial é o controle da fonte perdedora de sangue. Nunca se deve retardar a indicação cirúrgica em casos de sangramento ativo.

TIPO DE FLUIDOS

- Cristaloides ainda são os eleitos para a reposição como o fluido preferencial. Coloides estão correlacionados à disfunção renal e à coagulopatia. O soro fisiológico (SF) tem suas indicações mais direcionadas a pacientes com trauma neurológico, hiponatremia e alcalose metabólica.

MARCADORES LABORATORIAIS

- **Saturação venosa central (SvO_2):** é um importante marcador que revela o equilíbrio entre a oferta e o consumo de oxigênio. No entanto, seu valor absoluto pode ser enganoso em tecidos com hipóxia tecidual grave em situações de sepse e hipotermia.
- **Diferença entre o CO_2 venoso central e arterial (Delta CO_2):** é marcador precoce de hipoperfusão e está associado à disfunção múltipla de órgãos e pior prognóstico em pacientes graves. Delta CO_2 elevado (> 5 mmHg) indica necessidade de sinais de hipofluxo. A realização de prova volêmica e/ou de reposição de hemoglobina e inotrópicos pode estar indicada.
- **Lactato:** é um bom indicador de hipóxia tecidual, mesmo com sinais vitais normais. O clareamento do lactato indica restauração do fluxo sanguíneo e melhorias no processo de disóxia tecidual global.
- **BE:** representa um dos parâmetros mais importantes na monitorização de pacientes politraumatizados e em choque hipovolêmico. BE < 6 aponta para a necessidade de ajuste volêmico, hemoglobina ou inotrópicos.

MARCADORES DINÂMICOS

- **Variação da pressão de pulso (Delta PP):** acima de 13% indica responsividade a fluidos.
- **Ultrassonografia:** índice de distensibilidade da veia cava inferior (responsivo se índice > 12%), avaliação do volume sistólico e do débito cardíaco.
- **Elevação passiva das pernas ou *passive leg raising* (PRL):** teste útil para avaliação de responsividade a volume, porém, muitas vezes, é limitado na emergência e em pacientes com múltiplas lesões ou com dor.

ALGORITMO SIMPLIFICADO

- A Figura 1 apresenta uma sugestão de reposição volêmica no trauma com base nos marcadores laboratoriais e dinâmicos.

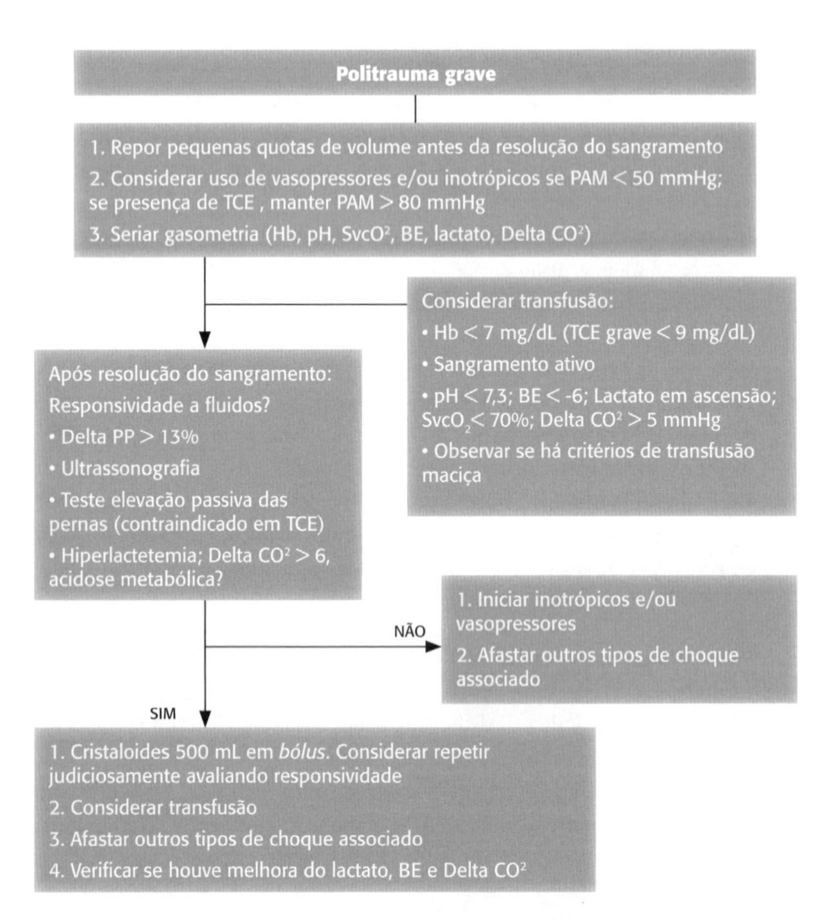

Figura 1. Algoritmo para reposição volêmica.

PAM: pressão arterial média; TCE: trauma cranioencefálico; PP: pressão de pulso; Hb: hemoglobina; BE: *based excess*.

REFERÊNCIAS

1. Bedreag OH, Papurica M, Rogobete AF, Sarandan M, Cradigati CA, Vernic C, et al. New perspectives of volemic resuscitation in polytrauma patients: a review. Burn Trauma. 2016;4(1):5.

2. Mizushima Y, Ueno M, Watanabe H, Ishikawa K, Matsuoka T. Discrepancy between heart rate and makers of hypoperfusion is a predictor of mortality in trauma patients. J Trauma. 2011;71(4):789-792.
3. Perner A, Prowle J, Joannidis M, Young P, Hjortrup PB, Pettilä V. Fluid management in acute kidney injury. Intensive Care Med. 2017;43(6):807-815.
4. Ramos FJ da S, Azevedo LCP de. Avaliação da responsividade a volume em pacientes sob ventilação espontânea. Rev Bras Ter Intensiva. 2009;21(2):212-218.
5. Wise R, Faurie M, Malbrain MLNG, Hodgson E. Strategies for Intravenous Fluid Resuscitation in Trauma Patients. World J Surg. 2017;41(5):1170-1183.

CAPÍTULO 12

Transfusão no trauma – protocolo de transfusão

Roseny dos Reis Rodrigues
Bruno Sinedino

OBJETIVO

Revisar as práticas transfusionais atuais para pacientes vítimas de traumas graves.

CONSIDERAÇÕES INICIAIS

- Considerar transfusão sanguínea em pacientes vítimas de traumas graves com choque hemorrágico e classificados como graus III ou IV. Em casos de instabilidade hemodinâmica sem resposta à infusão de cristaloides, considerar iniciar a transfusão de dois concentrados de hemácias.
- Tentar quantificar sangramento para diferenciar o paciente candidato a protocolo de transfusão maciça (PTM) do não candidato a PTM.
- O valor isolado da hemoglobina, não reflete a necessidade de transfusão no paciente que sangrou agudamente.
- As variáveis cálcio, pH e temperatura devem ser mantidas prioritariamente dentro da normalidade desde o início.

INDICAÇÃO DE PTM

- Perda volumosa de sangue em curto espaço de tempo (exsanguinação).
- Perda volêmica maior ou igual a 50% da volemia em 3 horas.
- Perda maior ou igual 1,5 mL/kg/min em até 20 minutos.
- Para pacientes em que não se consegue quantificar as perdas, pode ser usado a associação do ABC, escore maior ou igual a 3 pontos mais o Shock Index maior ou igual a 1,2.

ATENÇÃO

Pacientes vítimas de amputações traumáticas de membros, sobretudo lesões proximais, podem necessitar de PTM e não pontuarão escores por conta do seu mecanismo de trauma. Na maioria das vezes, tratam-se de pacientes jovens, portanto, chegarão acordados e com a falsa impressão de estabilidade hemodinâmica, o que pode levar a equipe de atendimento a subestimar a gravidade desses pacientes. A quantificação nesses casos é um desafio, pois a perda sanguínea fica exposta na cena.

OBSERVAÇÕES

- O protocolo de terapia transfusional não invalida os protocolos atuais da emergência, como protocolos de sedação, coleta e realização de exames, passagem de cateteres e dispositivos, podendo ser iniciado/aplicado em qualquer local do hospital.

- É necessário manter a autonomia do médico assistente.
- Não retardar a indicação cirúrgica.
- Apesar da abertura de PTM na avaliação inicial, ele deve ser continuamente reavaliado, atentando para o fato da real necessidade de manter o protocolo ou da possibilidade de suspender.

ADMISSÃO-PRIORIDADE MÁXIMA

- Em paciente vítima de politrauma (tempo de admissão menor que 3 horas) admitido com frequência cardíaca maior que 120 bpm e/ou pressão arterial sistólica menor que 90 mmHg e com sinais de sangramento, administrar ácido tranexâmico 1 grama de dose de ataque em *bolus* em 10 minutos; e 1 grama de infusão em 8 horas (iniciar tudo até 3 horas do trauma).
- Corrigir, ativamente, desde a admissão, cálcio, pH e temperatura.
- Considerar uso de dispositivos de resgate de hemácias e de aquecimento desde o início, utilizando autotransfusor, sistema de aquecimento de fluidos, manta térmica e soluções aquecidas.
- Considerar uso de terapia transfusional guiada por tromboelastografia (para fatores de coagulação) desde o início, se disponível.
- Admitir hipotensão permissiva (pressão arterial média [PAM] entre 55 e 60 mmHg) em traumas penetrantes sem trauma de crânio associado.
- Rápida intervenção cirúrgica é a prioridade.
- Paciente exsanguinado (perda volêmica maior que 50%, volemia em 3 horas ou 1,5 mL/kg/min em 20 minutos ou ABC* 3 pontos e Shock Index** > 1,2, ambos positivos) utilizar PTM: 4 concentrados de hemácias, 4 plasmas frescos descongelados e 6 plaquetas (ou 1 aférese de plaquetas ou 1 unidade a cada 10 kg), 6 unidades de crioprecipitado (ou 1 unidade a cada 10 kg). O pacote nessa abordagem está sujeito a modificações ou à suspensão da PTM, conforme resultados do tromboelastrograma ou modificações agudas no estado hemodinâmico do paciente.
- Paciente que não se encaixa no perfil do item anterior: 2 a 4 concentrados de hemácias. Se houver sinais de coagulopatia, guiar por tromboelastografia e, na ausência, considerar a reposição do concentrado de fibrinogênio 2 a 8 gramas ou crioprecipitado (1 unidade/10 kg) como primeiro fator.

- Lembrar da reposição vigorosa de cálcio (cloreto ou gluconato de cálcio, 1 grama a cada 2 a 3 bolsas de hemocomponentes ou guiado por exames), pois o citrato dos hemocomponentes reduz o cálcio sérico.
- Considerar bicarbonato de sódio a 8,4% (1 mEq/Kg) em caso de acidose metabólica com pH < 7,2, e/ou bicarbonato < 12 mEq/dL.
- Considerar desmopressina (DDAVP) 0,3 mcg/kg, diluída em SF 0,9%, 100 mL por 30 minutos, em pacientes urêmicos ou em uso de antiagregantes plaquetários antes da transfusão de plaquetas.
- Evitar soluções coloides sintéticas.
- Não permitir uso de anti-inflamatórios não esteroides (AINE).
- Não permitir hipotermia.
- O complexo protrombínico (25 U/kg) é a primeira opção de reversão do distúrbio de coagulação em casos de pacientes que fazem uso de anticoagulantes orais, tipo antagonistas de vitamina K. O seu uso no trauma deve ser guiado apenas por tromboelastografia.
- Evitar o uso de fator VII recombinante, ficando restrito como última opção terapêutica em casos de distúrbios hemorrágicos catastróficos.
- Fator XIII deve ser considerado em pacientes com diagnóstico de distúrbio de fibropolimerização na tromboelastometria, depois de reposição suficiente de fibrinogênio.
- Os escores usados para iniciar PTM são o ABC Score e o Shock Index (ambos devem ser positivos [ABC > 3 e SI > 1,2).

ATENÇÃO

Se ABC escore for maior ou igual a 3 e o Shock Index, > 1,2, iniciar PTM (essa é a associação de escores usados pela anestesia HCFMUSP para filtrar a "abertura" de PTM desnecessários).

*ABC escore: PAS < 90 mmHg: 1; FC > 120 bpm: 1; FAST +: 1; trauma penetrante: 1. Soma maior ou igual a 3: 75% de chance de PTM.

**Shock Index: R = FC/PAs; normal: 0,5-0,7; baixo risco: 0,7-0,9; alto risco: 0,9-1,1. > 1,2: PTM.

METAS

- Hemoglobina: 7 g/dL e em torno de 8 a 10 mg/dL em caso de trauma cranioencefálico (TCE) associado.
- Tromboelastograma: curvas EXTEM normal ou próximo da normalidade FIBTEM (MCF > 9 mm).
- Cálcio normal, temperatura 36 e 37°C, pH entre 7,35 e 7,45.
- Manter fibrinogênio sérico acima de 200 mg/dL.
- As indicações de reposição de fatores de coagulação para paciente exsanguinado estão sujeitas a modificações conforme resultados do tromboelastrograma.
- Considerar a reposição precoce de fibrinogênio em todos os casos com sinais de coagulopatia (crioprecipitado 1 bolsa/10 kg ou concentrado de fibrinogênio 2 gramas endovenoso).
- Permitir plaquetas em torno de 50.000 se não houver sangramento ativo; em caso de neurocirurgia, manter plaquetas em torno de 100.000.

IMPORTANTE

- Iniciar PTM apenas para os pacientes que realmente tenham indicação (os dois escores devem ser positivos) ou no caso de sangramento externo superior a 50% da volemia em 3 horas ou 1,5 mL/kg/min em até 20 minutos (se a quantificação do sangramento for possível). Respeitar os critérios é fundamental, pois o PTM aumenta os riscos relacionados à transfusão e de disfunção orgânica pós-operatória em pacientes sem indicação.
- Se o anestesiologista dispõe de tromboelastometria em tempo hábil, o PTM pode ser guiado por meio de *point-of-care*, conforme sugestão da Figura 1.

RESULTADOS ESPERADOS

- Terapia transfusional mais racional.
- Não retardar as indicações corretas de transfusão no paciente com trauma grave.
- Diminuir a incidência de coagulopatia.

Algoritmo transfusional da sangramento ativo

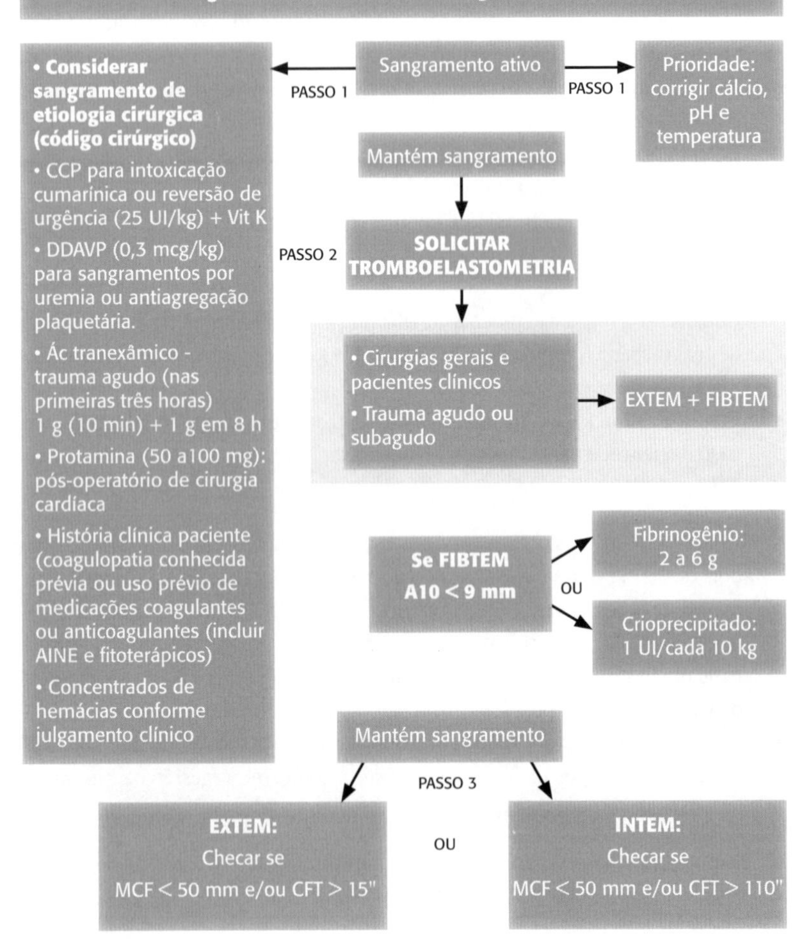

continua

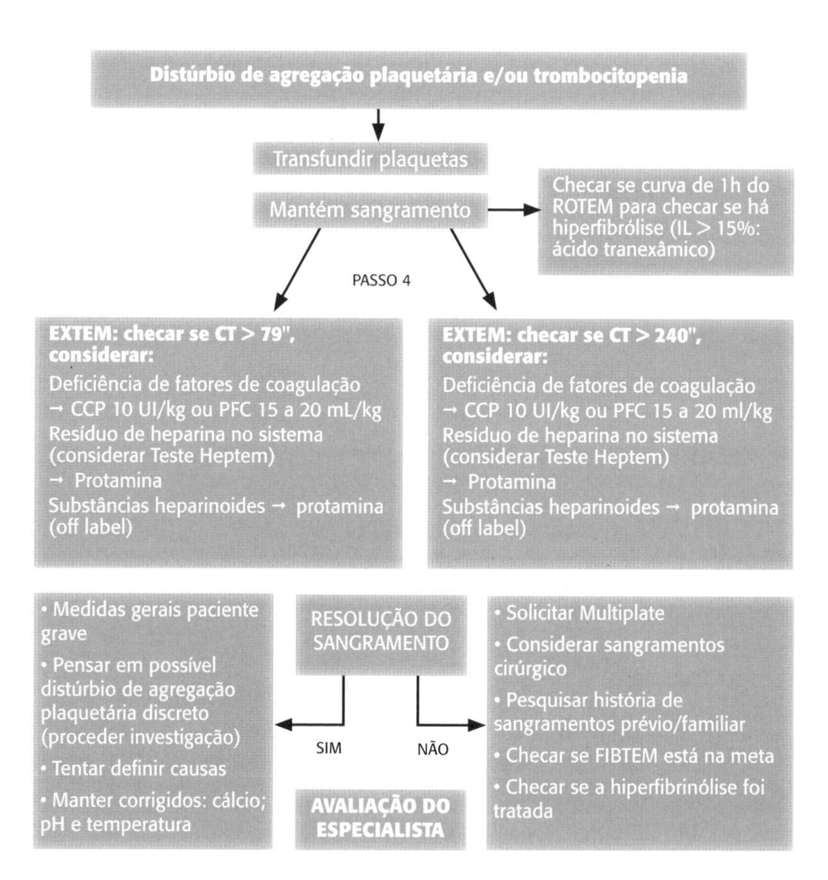

Figura 1. Algoritmo transfusional para sangramento ativo.

CCP: complexo protrombínico; DDAVP: desmopressina; AINE: anti-inflamatório não esteroide; MFC: formação máxima do coagulo; CFT: tempo de formação do coagulo; PFC: plasma fresco.

REFERÊNCIAS

1. CRASH-2 trial collaborators, Roberts I, Shakur H, Coats T, Bautista R, Caballero J, et al. Effects of tranexamic acid on death, vascular occlusive events, and blood transfusion in trauma patients with significant haemorrhage (CRASH-2): a randomised, placebo-controlled trial. Lancet. 2010; Jul 3;376(9734):23-32.

2. Rodrigues RR, Carmona MJ, Auler, JOC. Bleeding and Damage Control Surgery. Curr Opin Anesthesiol. 2016; 29:229-233.
3. Rossaint R, Bouillon B, Cerny V, Coats TJ, Duranteau J, Fernández-Mondéjar E, et al. The European guideline on management of major bleeding and coagulopathy following trauma: fouth edition. Crit Care. 2016; 20:100.
4. Moore FA, McKinley BA, Moore EE. The next generation in shock resuscitation. Lancet 2004; 363:1988–1996.
5. Bolliger D, Go¨rlinger K, Tanaka KA. Pathophysiology and Treatment of Coagulopathy in Massive Hemorrhage and Hemodilution. Anesthesiology. 2010 Nov;113(5):1205-19.

CAPÍTULO 13

Transfusão segura

Yuri D'Marco
Roseny dos Reis Rodrigues

OBJETIVO

- Orientar o profissional de saúde sobre o procedimento de transfusão sanguínea.
- Padronizar parâmetros para a realização de transfusão segura.
- Diminuir os riscos na transfusão sanguínea.

CUIDADOS PRÉ-TRANSFUSIONAIS

- No Brasil, a transfusão de hemocomponentes e hemoderivados é regulamentada pela Lei n° 1.025, de 21 de março de 2001, e por portarias técnicas do Ministério da Saúde.
- É obrigatória a presença de profissional de saúde qualificado em qualquer período do processo, desde a obtenção até a transfusão de hemocomponentes e hemoderivados.
- É obrigatória a supervisão do profissional médico no momento da doação e da transfusão.
- É recomendável assinatura de Termo de Consentimento Livre Esclarecido pelo paciente ou responsável legal, salvo em condições de risco extremo de vida devido a sangramento. Nesse caso, os termos devem vir assinados por profissional médico com a justificativa de "extrema urgência".
- Realizar checagem do hemocomponente antes da infusão, confrontando a prescrição médica com a requisição, a identificação do paciente com ele próprio (se possível, identificação do paciente com a etiqueta da bolsa e, por último, se o código de identificação da bolsa é compatível com a etiqueta).
- A escolha do calibre do acesso venoso deve considerar a velocidade de infusão, já que os acessos pouco calibrosos em transfusões e que necessitam ser infundidos rapidamente podem levar à hemólise.

CUIDADOS DURANTE A TRANSFUSÃO

- Checar sinais vitais pré-transfusionais e reavaliar periodicamente o paciente.
- Registrar no prontuário: horário de início e termino da infusão, volume aproximado da bolsa e o fluxo de gotejamento.
- Utilizar equipo de 170 µ, que deve ser trocado a cada hemocomponente utilizado.
- A transfusão não pode ultrapassar 4 horas, caso o tempo de infusão seja superior, deve-se descartar a bolsa.
- Não pode ser infundida qualquer tipo de medicação na mesma via de infusão do hemocomponente, exceto o concentrado de hemácias (CH) com soro fisiológico (SF) 0,9%.
- Componentes plaquetários, granulócitos e crioprecipitado também têm sua função alterada quando aquecidos, portanto, devem ser utilizados com a temperatura recebida do banco de sangue.

- Se necessário, aquecer o CH não ultrapassando a temperatura de 42°C.
- Atentar-se à intoxicação por citrato (repor cálcio) e à hipercalemia, principalmente com hemácias mais antigas e irradiadas, em pacientes com disfunção renal, pediátricos e grandes traumas.
- Reconhecer, prontamente, as reações transfusionais, desconectar o equipo do paciente, classificar gravidade, tratar, notificar no prontuário do paciente e encaminhar a bolsa para o banco de sangue. Coletar culturas do paciente e da bolsa de sangue, bem como bioquímica (provas de hemólise) do paciente sob suspeita de reação transfusional.

PARTICULARIDADES

1. **Concentrado de hemácias(CH).**

- CH deve permanecer refrigerado em torno de 2-6°C.
- Não deve permanecer em temperatura ambiente por mais que 30 minutos.
- Pode ser aquecido (no máximo até 42°C), pressurizado (até 600 mmHg com segurança) e diluído em SF 0,9%.

2. **Plasma fresco congelado**

- Conservado em torno de -18°C a -25°C.
- Deve ser descongelado antes do uso, podendo ser usado em até 6 horas em temperatura ambiente, e 24 h, em torno de 2°C a 6°C. Após passar esse prazo deve ser descartado.
- Idealmente ser infundido em no máximo 1 hora.
- Pode ser aquecido.

3. **Crioprecipitados**

- Conservado na temperatura de -18°C a -25°C.
- Deve ser descongelado até a temperatura de 1 a 6°C e transfundido imediatamente, podendo ser utilizado por até 6 horas.
- Infusão rápida com equipo aberto.

4. **Concentrados de plaquetas (CP)**

- Conservado em torno de 20 a 24°C sob agitação.
- Deve ser transfundido imediatamente com equipo aberto.
- 6-8 CP (1 CP 5,5 × 10^{10} plaquetas) ~ 1 aférese de plaquetas (3 × 10^{11}).

AQUECIMENTOS DE HEMOCOMPONENTES

Indicações

- Hemotransfusões maciças.
- Velocidade de infusão maior que 15 mL/kg/h por mais de 30 min.
- Pacientes portadores de fenômeno de Raynaud.
- Pacientes portadores de anemia hemolítica autoimune por crioglobulinas com altos títulos.

HEMOCOMPONENTES IRRADIADOS

- Realizados em hemocomponentes celulares para evitar a doença do enxerto *versus* hospedeiro.

Indicações

- Transfusão intrauterina.
- Exsanguíneo-transfusão.
- Neonatos prematuros e/ou de baixo peso (1.200 g).
- Portadores de imunodeficiências congênitas graves.
- Pós-transplante de medula óssea autólogo ou alogênico.
- Pós-transplante de célula progenitora hematopoiética de cordão umbilical ou placenta.
- Pacientes tratados com análogos da purina.
- Receptor de transplante de órgãos sólidos em uso de imunossupressores.
- Portadores de linfomas, leucemia mieloide aguda e anemia aplástica em tratamento quimioterápico ou imunossupressor (ou < 6 meses).
- Receptor de concentrado de plaquetas human leukocyte antigen (HLA) compatível.
- Quando o receptor tiver qualquer grau de parentesco com o doador.

HEMOCOMPONENTES LAVADOS

- Indicados em receptores que tiveram reações alérgicas grave mesmo com uso de medicações para prevenção.
- Para pacientes com deficiência de IgA ou haptoglobinas ou transferrina.

HEMOCOMPONENTES LEUCORREDUZIDOS

- A leucorredução é um processo no qual o hemocomponente tem o número de leucócitos (normalmente presentes) reduzidos em 99%.

- Tem como finalidade a prevenção de complicações relacionadas à exposição do receptor aos leucócitos do doador, entre as quais se exemplifica: reação febril não hemolítica, aloimunização com refratariedade plaquetária e imunomodulação.
- A transmissão de agentes infecciosos que se encontram no interior de leucócitos, como o citomegalovírus, o vírus Epstain-Baar e o human T lymphotropic virus (HTLV) I/II também é reduzida ao deleucotizar o hemocomponente.

Indicações

- Pacientes que necessitarão de múltiplas e repetidas transfusões (hemoglobinopatias, anemias hemolíticas hereditárias).
- Pacientes que apresentaram doença febril não hemolítica em dois episódios anteriores ou que apresentaram anemia hemolítica autoimune.
- Imunodeficiências congênitas e adquiridas.
- Anemia aplásica, leucemia mieloide aguda (LMA), transplante de medula óssea.
- Criança com até 6 meses.

FENOTIPAGEM DE ANTÍGENOS ERITROCITÁRIOS ALÉM DO FATOR RH E ABO

Indicações

- Receptores do sexo feminino em idade fértil com pesquisa de anticorpos antieritrocitários irregulares.
- Pacientes com PAI positiva, realizar transfusão de CH antígeno negativo para o anticorpo em questão.
- Pacientes que não apresentam PAI, que estão ou poderão entrar em esquema de transfusão crônica, devem utilizar CH fenotipadas compatíveis.

RESULTADOS ESPERADOS

- Diminuir a incidência de complicações por mau uso dos hemocomponentes.

REFERÊNCIAS

1. Goodnough LT, Shander A. Patient Blood Management. J Am Soc Anesthesiol [Internet]. 2012;116(6):1367–76.

2. Goodnough LT, Levy JH, Murphy MF. Concepts of blood transfusion in adults. Lancet. 2013;381(9880):1845–54.
3. Poder TG, Nonkani WG, Yonore TL. Blood Warming and Hemolysis: A Systematic Review With Meta-Analysis. Vol. 29, Transfusion Medicine Reviews. 2015. p. 172–80.
4. de la Roche MR, Gauthier L. Rapid transfusion of packed red blood cells: Effects of dilution, pressure, and catheter size. Ann Emerg Med. 1993;22(10):1551–5.
5. Frelich R, Ellis MH. The effect of external pressure, catheter gauge, and storage time on hemolysis in RBC transfusion. Transfusion. 2001;41(6):799–802.
6. Hu M-H, Chan W-H, Chen Y-C, Cherng C-H, Lin C-K, Tsai C-S, et al. Effect of External Pressure and Catheter Gauge on Flow Rate, Kinetic Energy, and Endothelial Injury During Intravenous Fluid Administration in a Rabbit Model. SHOCK [Internet]. 2016;45(1):98–103.
7. Agência Nacional de Vigilância Sanitária (ANVISA). Resolução da Diretoria Colegiada - RDC nº 34, de 11 de agosto de 2014. Ministério da Saúde. 2014.
8. Guia de Condutas Hemoterápicas, 2ª Edição, 2010. Sociedade Beneficiente de Senhoras Hospital Sírio-Libanês, 2010.

CAPÍTULO 14

Manejo da via aérea no trauma

Bruno Sinedino

OBJETIVO

No cenário do trauma, o manejo adequado da via aérea do paciente é um ponto fundamental na redução de complicações agudas relacionadas à hipoxemia e aos déficits ventilatórios. A falta de *expertise*, a demora na tomada de decisões, o mau planejamento e acidentes com dispositivos, bem como a alta taxa de mortalidade associada a essa seção de atendimento, justificam a importância do estudo deste tema.

CONCEITOS BÁSICOS

Alguns conceitos básicos norteiam o planejamento e a estratificação de risco nos mais variados casos dentro do ambiente de urgência e emergência.

- Idealmente, todos os casos manejados devem ser precedidos da coleta de história clínica, antecedentes clínicos, cirúrgicos e patológicos e exame físico.
- A preservação da integridade da coluna cervical é fundamental, respeitando a manutenção de colares estabilizadores e seu alinhamento. A abertura da via aérea deve ser feita, preferencialmente, com uso da manobra de anteriorização mandibular (*jaw thrust*). Se não houver lesão cervical é factível o uso de manobras como *head tilt* e *chin lift*.
- O jejum do paciente após o evento é determinado pelo tempo entre a última refeição e a ocorrência do trauma. É válido lembrar que, durante episódio de inflamação sistêmica, há retardo no esvaziamento gástrico.
- Os critérios que regem a indicação para aquisição de via aérea definitiva no trauma são:
  - impossibilidade de manutenção de via aérea patente;
  - inabilidade de manter oxigenação periférica adequada;
  - apneia;
  - agitação psicomotora (comportamento combativo);
  - trauma cranioencefálico grave (graduação em escala de coma de Glasgow com pontuação inferior ou igual a 8).
- Caso haja indicação para aquisição de via aérea definitiva, o paciente sem preditor de via aérea difícil* deve ser submetido a procedimentos minimizando falhas, como pré-oxigenação adequada (oxigênio a 100% por 3 minutos ou 3 capacidades vitais forçadas) e preparo de sondas de aspiração, uso de medicações indutoras em doses preconizadas, respeitando a técnica de sequência rápida para situações sem jejum. O uso da manobra de Sellick é discutível e não deve ser realizada caso provoque aumento da dificuldade técnica para intubação.
- Se houver falha durante tentativa sob laringoscopia direta, é factível a ventilação com bolsa-máscara concomitantemente à aplicação da manobra

*Avaliação de via aérea difícil – LEMON technique / Look externally (olhar externamente) / Evaluate (distância inter-incisivos, distância entre osso hioide e queixo, distância entre cartilagem tireoide e assoalho da boca) / Mallampati (classificação de Mallampati) / Obstruction (avaliar presença/possibilidade de obstrução) / Neck mobility (mobilidade do pescoço)

de Sellick (evitar distensão gástrica) por curto intervalo, até uma nova tentativa, associando, por exemplo, estiletes ou videolaringoscópios para melhora da taxa de sucesso do procedimento.

- Caso haja indicação para aquisição de via aérea definitiva, o paciente com preditor de via aérea difícil deve ser manejado, preferencialmente, sob anestesia tópica e intubação acordado. O uso de fibroscópio flexível, laringoscópio óptico e videolaringoscópio são extremamente úteis nessas circunstâncias por sua maior tolerabilidade. A laringoscopia direta deve ser reservada para locais que não possuam esses dispositivos em sua infraestrutura. Outras situações são:
  - se houver falha inicial no controle definitivo de via aérea difícil no cenário de urgência e emergência, o mais importante é conseguir ventilar e oxigenar o paciente. Para isso, segundo o algoritmo de manejo de via aérea difícil da American Society Anesthesiologists, é fundamental dispor de dispositivos supraglóticos como estratégia subsequente, entre eles, a máscara laríngea pré-moldada com possibilidade de entubação orotraqueal (p. ex., Fastrach®), que possui a conveniência de poder locar cânula orotraqueal tão logo seja posicionado da maneira correta;
  - se ainda assim houver insucesso, a via aérea cirúrgica é o tratamento de eleição, por meio da confecção de cricotireoidostomia. Esta manobra não deve ser postergada.
- No manejo do paciente politraumatizado, o trabalho em equipe e a coordenação entre os componentes, leva a um aumento significativo na taxa de sucesso das condutas realizadas.

PLANEJAMENTO DA SALA DE EMERGÊNCIA/CIRÚRGICA

- Manutenção de equipe com sistema de comunicação em alça fechada.
- Disponibilidade de utensílios para confecção de coxins e suportes anatômicos, se necessário.
- Disponibilidade de fontes de oxigênio (primária e secundária) e aparelho de anestesia testado com opções de modos mecânicos de ventilação e capnografia (padrão-ouro para confirmação de intubação traqueal).
- Vácuo e sondas de aspiração flexíveis em funcionamento.
- Máscaras faciais e, se possível, filtros umidificadores de ar (para minimizar perdas por evaporação e temperatura).

- Laringoscópios com lâminas de Miller e Macintosh testadas e de tamanhos variados.
- Cânulas nasotraqueais, orotraqueais e traqueais.
- Estiletes (auxílio em situações críticas de via aérea difícil não prevista com classificação de Cormack-Lehane 2B e 3A) e sondas trocadoras.
- Dispositivos supraglóticos — máscara laríngea, tubo laríngeo.
- Fibroscopia flexível (atentar para a manutenção do equipamento e bom funcionamento da fonte de luz), laringoscópios ópticos e videolaringoscópios, compondo o arsenal de acesso a pacientes com via aérea difícil.
- *Kits* de cricotireoidostomia por punção e cirúrgica.

RESULTADOS ESPERADOS

- Melhor planejamento da abordagem da via aérea.
- Minimizar a incidência de complicações relacionadas a falhas de intubação, broncoaspiração e lesões inadvertidas de via aérea.
- Domínio correto e programação racional para abordagem de via aérea difícil mesmo em situações adversas.

REFERÊNCIAS

1. Advanced Trauma Life Support (ATLS). Student Course Manual. Tenth edition, 2017.
2. Apfelbaum JL, Hagberg CA, Caplan RA, Blitt CD, Connis RT, Nickinovich DG, et al. Practice Guidelines for Management of the Difficult Airway: an updated report by the American Society of Anesthesiologists Task Force on Management of the Difficult Airway. Anesthesiology. 2013 Feb;118(2):251-70.
3. Frerk C, Mitchell VS, McNarry AF, Mendonca C, Bhagrath R, Patel A, et al. Difficult Airway Society 2015 guidelines for management of unanticipated difficult intubation in adults. Br J Anaesth. 2015 Dec;115(6):827-48.

CAPÍTULO 15

Intubação acordado e sequência rápida

Daniel Perin
Maurício Luiz Malito
Maurício do Amaral Neto

OBJETIVO

O objetivo do manejo das vias aéreas em pacientes vítimas de trauma é manter a oxigenação e garantir a continuidade do tratamento. Tanto a técnica de intubação acordado como a técnica de indução e intubação em sequência rápida são fundamentais para garantir uma via aérea definitiva (selada) em casos de emergência.

INDICAÇÕES

- A decisão de realizar uma técnica ou a outra, depende de dois fatores primordiais: o paciente ter preditores de ventilação impossível (p.ex., índice de massa corporal [IMC] ≥ 30, sexo masculino, apneia do sono ou roncos, histórico de radioterapia cervical entre outros); e o risco de broncoaspiração ser muito elevado (p.ex., grande distensão abdominal, doença do refluxo gastroesofágico [DRGE] grave). Caso haja uma ou as duas condições apresentadas, é indicada a intubação acordado, se não, a indução e a intubação em sequência rápida.
- Existe uma situação especial para pacientes não colaborativos, seja por déficit cognitivo ou pelo estado mental alterado por drogas lícitas ou ilícitas e que tenham preditores de ventilação impossível. Nesses casos, deve-se tentar ao máximo preservar a ventilação espontânea. Nunca tire de um paciente aquilo que você não possa devolver, ou seja, a sua respiração espontânea.

INTUBAÇÃO ACORDADO

- Obtenha termo de consentimento (se possível).
- Oriente o paciente (explique a técnica).
- Oferte oxigênio por meio de cateter nasal: 2-3 L/min.
- Em caso de intubação nasal, fornecer vasoconstritor (p.ex., oximetazolina ou xilometazolina); em intubação oral, oferecer antisialogogo (p.ex., atropina 0,5 mg). O objetivo é diminuir sangramento nasal e melhorar a qualidade da anestesia tópica.
- Anestesia tópica
  - Utilizar a lidocaína sem vasoconstritor a 2%.
  - No nariz, deve-se bloquear o nervo etmoidal anterior e o gânglio esfeno-palatino, introduzindo cotonoide com auxílio de pinça baioneta e espéculo nasal até sentir resistência ou atomizador (Figuras 1, 2 e 3).
  - Na boca, deve-se bloquear o nervo glossofaríngeo em seu ponto mais superficial, localizado no meio do pilar tonsilar anterior.
  - Tanto para a intubação nasal como para a oral, deve-se bloquear o nervo laríngeo superior e os ramos sensitivos do nervo laríngeo recorrente por meio da injeção de 4 a 5 mL de lidocaína a 2% sem vasoconstritor, após a punção da membrana cricotireóidea (Figura 4). Com a tosse, o paciente terá uma excelente anestesia durante a passagem do tubo e insuflação do

"*cuff*" na maioria dos casos. Uma alternativa é a injeção de 2 mL de lidocaína a 2% sem vasoconstritor no corno maior do osso hioide de cada lado do pescoço.

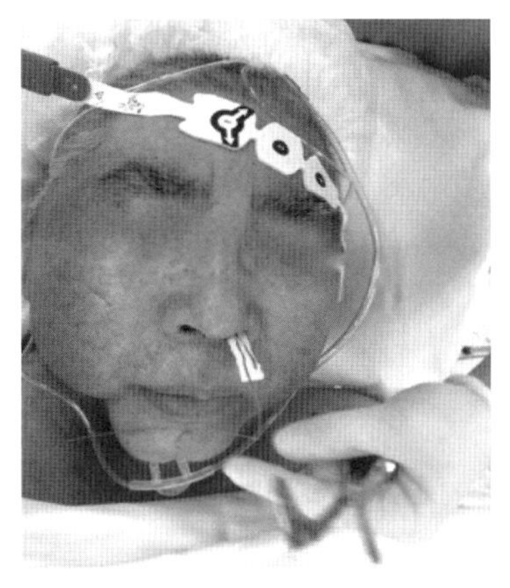

Figura 1. Cotonoide embebido em vasoconstritor e, após, anestésico local.

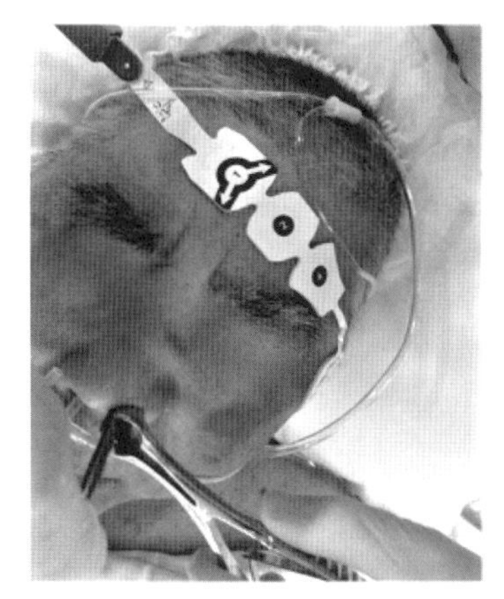

Figura 2. Espéculo nasal e pinça baioneta para introdução do cotonoide.

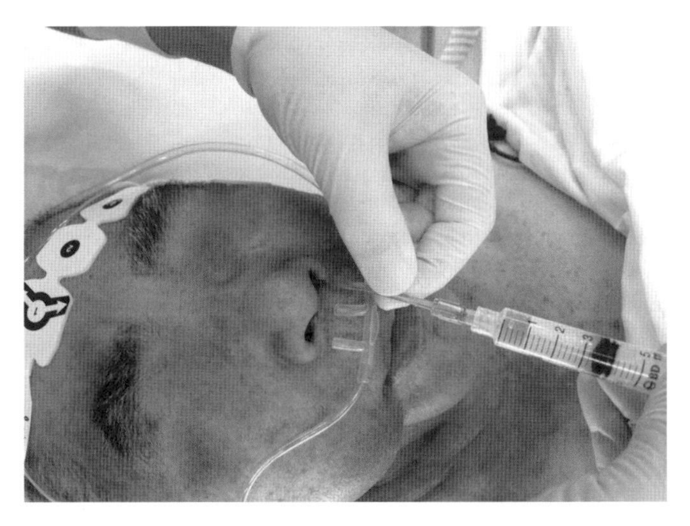

Figura 3. Atomizador com anestésico local.

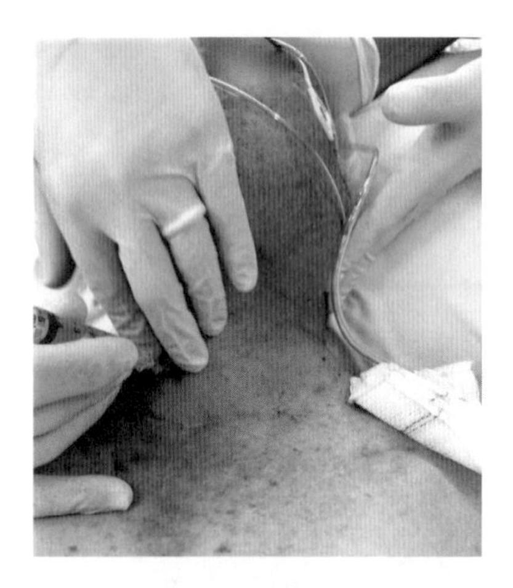
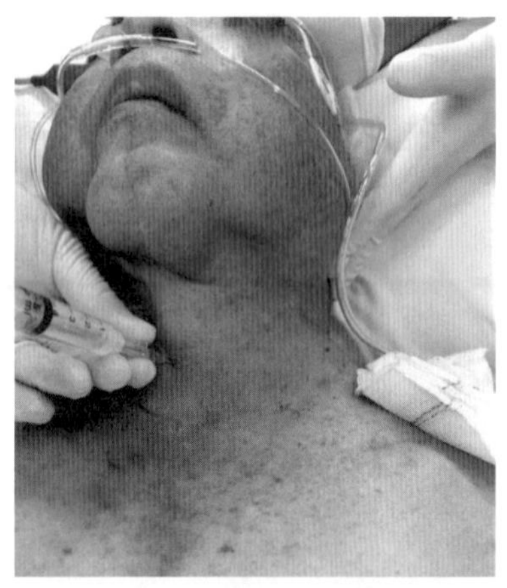

Figura 4. Punção e injeção de anestésico local através da membrana cricotireóidea.

- Utilizar qualquer dispositivo para concretizar a intubação. Anestesia tópica não é sinônimo de fibroscopia, e sim de qualquer técnica para se intubar um paciente, como laringoscopia direta, videolaringoscopia, intubação por máscara laríngea, estiletes ópticos, entre outros.

INDUÇÃO E INTUBAÇÃO EM SEQUÊNCIA RÁPIDA

- Preparar a técnica a ser utilizada inicialmente.
- Deixar disponível na sala materiais alternativos, caso haja falha da técnica inicial (p.ex., supraglótico, *kit* de cricotireoidostomia).
- Deixar aspirador rígido ligado pronto para uso (p.ex., Yankauer).
- Colocar o paciente em posição olfativa.
- Pré-oxigenação ou desnitrogenação correta e com um decúbito elevado entre 25 e 30°, o que torna a técnica mais efetiva e diminui a incidência de regurgitação passiva.
- Administração de fármacos (hipnótico e bloqueador neuromuscular) em *bolus*. A escolha das drogas e das doses depende do estado hemodinâmico do paciente e do nível de consciência no momento da indução. Evitar opioides, pois relaxam o esfíncter esofágico inferior.

- IMPORTANTE: dispare um cronômetro e aguarde o tempo de ação dos bloqueadores neuromusculares, caso contrário, você pode estimular o reflexo de vômito e ocorrer a broncoaspiração.
- Manobra de Sellick adequada: a realização da manobra não impede a regurgitação, porém, a sua não realização pode ter implicações legais. A maioria dos trabalhos que questionam a manobra tem metodologia discutível.
- Faça sua epiglotoscopia e, de acordo com a classificação de Cormack-Lehane, modificada pelo Dr. Cook, escolha o dispositivo adequado para cada situação.

CONCLUSÕES

- Escolha a técnica adequada para cada tipo de situação.
- Prepare-se para a falha da técnica inicial.
- Seja treinado na utilização de dispositivos de resgate da oxigenação.
- Sempre que possível peça ajuda de outro médico, mas lembre-se que a condução do caso é sua responsabilidade.

REFERÊNCIAS

1. Apfelbaum JL, Hagberg CA, Caplan RA, Blitt CD, Connis RT, Nickinovich DG, et al. Practice Guidelines for management of the difficult airway: An updated report by the American Society of Anesthesiologists task force on management of the difficult airway. Anesthesiology. 2013 Feb;118(2):251-70.
2. Salem RM, Khorasani A, Zeidan A, Crystal GJ. Cricoid Pressure Controversies Narrative Review. Anesthesiology. 2017; 126:738-52.

CAPÍTULO 16

Manejo de choque refratário

Estêvão Bassi

OBJETIVO

Reconhecer o choque refratário e saber iniciar as condutas mais pertinentes precocemente.

DEFINIÇÃO E MANEJO DE CHOQUE REFRATÁRIO

- Definição: necessidade de > 0,5 mcg/kg/min de noradrenalina/adrenalina por > 1 hora ou > 1 mcg/kg/min por > 10 minutos. Mortalidade estimada acima de 60%.
- Fisiopatologia: múltiplos componentes fisiopatológicos podem contribuir para o choque refratário, seja qual for a etiologia inicial (ver Figuras 1 e 2).

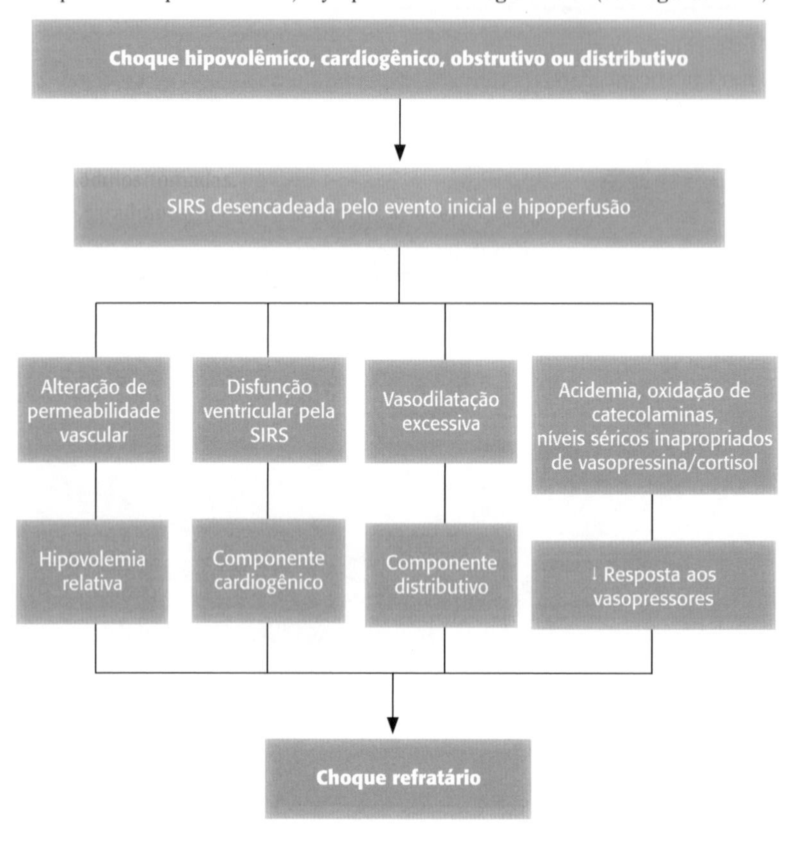

continua

Choque refratário:
Necessidade de > 0,5 mcg/kg/min de noradrenalina-equivalente por ≥ 1h **ou** ≥ 1 mcg/kg/min por ≥ 10 minutos para manter PAM alvo mesmo após realizada reposição volêmica adequada

- Pesquisa e tratamento agressivo da etiologia do choque (ex: hipovolemia, sepse, choque cardiogênico etc.)
- Avaliação frequente de parâmetros de perfusão tecidual: tempo de enchimento capilar, débito urinário, $SVO^2/SVCO^2$, *base excess*/lactato sérico
- Monitorizar função cardíaca e *status* volêmico por meio de ferramentas invasivas ou não invasivas (opções: ecocardiograma, análise do contorno da onda de pulso, cateter de artéria pulmonar etc.)
- Confirmar ausência de responsividade a volume com ferramentas objetivas: VPP baixo; VVS baixo, ausência de incremento do débito cardíaco após infusão de volume ou outras a depender do contexto clínico.
- Correção de fatores sistêmicos agravantes do choque: acidemia/hipertermia graves, hipocalcemia, hiposfosfatemia, anemia significativa (Hb < 7)
- Iniciar hidrocortisona 50 mg EV agora e de 6/6 h

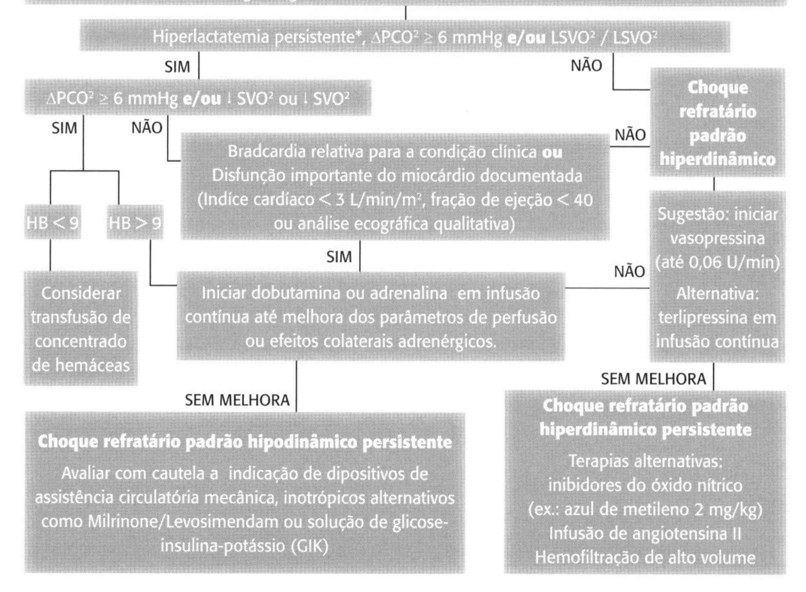

SIRS: síndrome da resposta inflamatória sistêmica. VPP: variação da pressão de pulso; VVS: variação do volume sistólico; hiperlactatemia persistente*: definida como queda da concentração de lactato inicialmente elevado < 20%/2h mesmo com intervenções para o tratamento do choque; ↓ $ScvO^2$: saturação venosa central < 70%; ↓ SVO^2: saturação venosa mista < 65%; PAM: pressão arterial média; ΔPCO^2: diferença entre CO^2 venoso central e arterial; Hb: concentração da hemoglobina (em g/dL).

Figura 2. Protocolo de tratamento proposto para manejo de choque refratário.

- A monitorização hemodinâmica deve ser frequente e, após determinadas medidas terapêuticas, o paciente pode passar de padrão hipodinâmico para hiperdinâmico ou vice-versa; nesse caso, mudar de "braço" do algoritmo.

RESULTADOS ESPERADOS

- Melhor manejo do choque.

REFERÊNCIAS

1. Brown SM, Lanspa MJ, Jones JP, Kuttler KG, Li Y, Carlson R, et al. Survival after shock requiring high-dose vasopressor therapy. Chest. 2013 Mar;143(3):664-71.
2. Bassi E, Park M, Azevedo LC. Therapeutic strategies for high-dose vasopressor-dependent shock. Crit Care Res Pract. 2013;2013:654708.
3. Gordon AC, Mason AJ, Thirunavukkarasu N, Perkins GD, Cecconi M, Cepkova M, et al. Effect of Early Vasopressin vs Norepinephrine on Kidney Failure in Patients With Septic Shock: The VANISH Randomized Clinical Trial. JAMA. 2016 Aug 2;316(5):509-18.

CAPÍTULO 17

Diagnóstico diferencial de choque no trauma

Roseny dos Reis Rodrigues

OBJETIVO

Diagnosticar o tipo de choque e tratá-lo rapidamente.

DIAGNÓSTICO DE CHOQUE

- Hipotensão mantida (pressão arterial sistólica [PAS] < 90 e/ou pressão arterial diastólica [PAD] < 60 mmHg ou queda persistente em mais de 30% dos valores pressóricos basais) com sinais de hipoperfusão associadas (oligúria, enchimento capilar retardado, hiperlactetemia, confusão mental, sudorese, etc.).

DIAGNÓSTICO DIFERENCIAL – CONDUTAS

- **É fundamental** rever as drogas de infusão e desligar os vasodilatadores em caso de uso prévio (nitroprussiato, nitroglicerina, betabloqueadores). Não deixar de anestesiar o paciente por conta de hipotensão, porém sempre considerar drogas com maior estabilidade hemodinâmica e associar drogas vasoativas, se necessário. O estímulo álgico não deve ser usado como "ponte" para o reestabelecimento hemodinâmico, pois essa prática leva a uma resposta neuroendócrina metabólica ao trauma exacerbada, com depleção de catecolaminas na suprarrenal, abrindo o caminho para a "porta do choque refratário".
- Na presença de hipotensão mantida, deve-se seguir os passos apresentados nos Quadros 1 a 4.

Quadro 1. Objetivo fundamental – afastar choque hipovolêmico

1. Considerar prova de volume de 500 a 1000 mL de cristaloide em *bolus* – infusão rápida
2. Checar hemoglobina
3. Colher gasometria arterial e venosa central (se possível), lactato e checar delta CO^2 e bicarbonato sérico.
4. Monitorizar invasivamente pressão arterial invasiva (PAI), delta PP, cateter venoso central e sonda vesical de demora.
5. Checar possíveis fontes de perdas (drenos, cateteres abertos ou desconectadas, diurese abundante).
6. Realizar ecocardiograma hemodinâmico (se possível).
Tratamento: cristaloides e hemocomponentes "guiado por metas"

Quadro 2. Objetivo fundamental – afastar choque obstrutivo

1. Afastar hemo e/ou pneumotórax (realizar ultrassonografia [US] de tórax ou raio X de tórax).
2. Afastar tamponamento cardíaco (realizar ecocardiograma [ECO])
3. Afastar tromboembolismo pulmonar (TEP) (realizar tomografia de tórax protocolo TEP).
4. Síndrome de compartimento abdominal (mensurar pressão intra-abdominal [PIA])
Tratamento: dependente da causa diagnosticada

Quadro 3. Objetivo fundamental – afastar choque cardiogênico

1. Afastar contusão miocárdica (ECO + marcadores cardíacos + eletrocardiograma [ECG]) ou rotura de aparelho valvular.
2. Alterações graves de ritmo (bradicardias com bloqueios atrioventriculares [AV]) ou arritmias com frequências cardíacas tão elevadas que limitam o enchimento ventricular. Essas duas condições podem acontecer nos casos de politraumas graves, sobretudo com trauma torácico associado.
3. Realizar ECO (avaliar contratilidade, septo ventricular e colapso de cavas).
Tratamento: considerar inotrópicos, balão intra-aórtico, cirurgia cardíaca e até oxigenação por membrana extracorpórea (ECMO).Tratar arritmias se necessário (afastar causas estruturais da arritmia).

Quadro 4. Objetivo fundamental – considerar choque distributivo como etiologia e tentar fazer o diagnóstico diferencial dentre as prováveis causas

1.Choque anafilático: checar possíveis alergênicos (antibióticos, bloqueador neuromuscular, látex; anti-inflamatórios, etc.).
2. Choque neurogênico: iniciar vasopressor e restaurar volemia.
3. Inflamação: iniciar suporte clínico. Pode-se considerar baixas dosagens de hidrocortisona (200 a 300 mg/dia).
4. Choque séptico: realizar as medidas para sepse como reposição de volume + antibióticos + coleta de culturas.
5. Intoxicação por drogas: uso de nitrato após uso de sildenafil. Suspender nitrato o quanto antes e tratar o choque.
Tratamento: além dos descritos, restaurar a volemia, iniciar suporte vasopressor e de terapia intensiva assim que possível.

IMPORTANTE

- As etapas apresentadas nos Quadros têm a função de dividir o tratamento de modo didático, para que nenhuma causa de choque seja esquecida. A presença do anestesista à beira do leito é fundamental para ajudar a entender e compilar os dados mais importantes das causas de choque.
- Durante anestesia, deve-se lembrar de situações que, embora não possam se apresentar como quadro inicial de choque, podem evoluir para colapso cardiovascular, como intoxicação por anestésicos locais, hipertermia maligna e hiperestimulação vagal (tração do peritônio, pneumoperitônio, tração de vasos, entre outros).

RESULTADOS ESPERADOS

- Reconhecimento das principais causas de choque no trauma e seus respectivos tratamentos em tempo hábil.

REFERÊNCIAS

1. Myburgh JA, Mythen MG. Resuscitation fluids. N Engl J Med. 2013;369:1243-51.
2. De Backer D, Hollenberg S, Boerma C, Goedhart P, Büchele G, Ospina-Tascon G, et al. How to evaluate the microcirculation:report of a round table conference. Crit Care. 2007;11:R101.
3. Aya HD, Cecconi M, Hamilton M, Rhodes A. Goal-directed therapy in cardiac surgery: a systematic review and meta-analysis. Br J Anaesth. 2013;110:510–517.

CAPÍTULO 18

Manejo anestésico do neurotrauma

Bruno Sinedino
Roseny dos Reis Rodrigues

OBJETIVO

Melhorar o prognóstico orgânico e funcional dos pacientes vítimas de traumatismo cranioencefálico (TCE) grave e otimizar os valores da Glasgow Outcome Score (GCS) na recuperação pós-TCE.

MONITORIZAÇÃO

- Eletrocardiograma (ECG) contínuo, oximetria de pulso, capnografia, pressão arterial invasiva, cateter central, diurese e termômetro esofágico.
- Observação: o cateter venoso central deverá ser passado preferencialmente na veia femoral nos casos agudos, desde que não tenha contraindicação para esse acesso. Essa medida é realizada para que o decúbito baixo não leve a aumentos da pressão intracraniana (PIC) devido à piora do retorno venoso encefálico. Opções para monitorização neurológica e hemodinâmica são:
- monitor de débito cardíaco minimamente invasivo;
- índice bispectral (BIS);
- ultrassonografia da bainha do nervo óptico.

ANESTESIA

- A anestesia pode ser realizada das seguintes formas:

1. Fentanil — doses anestésicas.
2. Hipnótico — a critério do anestesista.
3. Relaxante muscular — a critério do anestesista.
4. Manutenção da hipnose — propofol infusão contínua em doses hipnóticas.

- Observação: permitir tiopental em casos refratários de hipertensão intracraniana grave após otimizadas as outras condutas. As drogas anestésicas sugeridas são:
  - opioides (preferência ao fentanil);
  - hipnóticos:
    - propofol (ponderar cardiodepressão com doses indutoras);
    - manutenção anestésica como droga preferencial;
    - midazolam;
    - etomidato (considerar efeito epileptogênico *versus* benefício hemodinâmico;
    - cetamina (considerar aumento transitório da PIC *versus* benefício hemodinâmico).

BLOQUEADORES NEUROMUSCULARES

- Succinilcolina (ponderar aumento transitório de PIC) — seu efeito é normalmente contrabalanceado pela associação de opioides mais hipnóticos, o que a torna uma opção de droga segura.

- Rocurônio (na vigência imperativa de sequência rápida no paciente com hipertensão intracraniana [HIC] concomitante), passa a ser uma boa opção a ser considerada como preferencial — apresenta como vantagens a ausência de impacto sobre PIC, reversão do bloqueio ao final do procedimento com maior propriedade e segurança (sugammadex).

CUIDADOS PERIOPERATÓRIOS

- Normocapnia: manter $EtCO_2$ entre 30 e 35 mmHg e $PaCO^2$ entre 35 e 40 mmHg.
- Natremia: manter o sódio entre 145 e 153 mEq/dL.
  - Na < 142 mg/dL no portador de neurotrauma agudo deve ser tratado precocemente.
  - Usar 1 mL/kg de NaCl a 20% para induzir aumento de 7 mEq/L na natremia do paciente.
  - Via de administração preferencial: endovenosa.
- Normotermia: tolerar temperatura máxima de 37,3°C (tratar agressivamente hipertermia, pois piora o prognóstico neurológico, além do edema vasogênico).
- Normoglicemia: é desejada e deve ser mantida entre 140 e 180 mg/dL). Hiperglicemia é fator de mau prognóstico e aumento de morbimortalidade dos pacientes.
- Hemodinâmica:
  - Hemoglobina (Hb) > 7 g/dL.
  - Pressão arterial sistólica (PAS) > 100 mmHg (pacientes entre 50-69 anos).
  - PAS > 110 mmHg (pacientes entre 14-49 anos e >70 anos).
- Objetivando manter pressão de perfusão cerebral (PPC) entre 60 e 70 mmHg:
  - terapia osmótica (manitol 0,25-1 g/kg, reservado para vigência de herniação cerebral ou PIC refratária acima de 22 mmHg).
  - solução hipertônica (preferencial para controle de PIC, principalmente quando o principal componente for o edema citotóxico).
- Hiperventilação transitória ($EtCO^2$ 25-30) pelo período máximo de 2 a 6 horas, como parte do manejo, ponte entre condutas e reservado apenas para situações críticas.
- Elevação de cabeceira (decúbito elevado de 30 a 45° durante todo o manejo do paciente, até que haja definição de conduta). Caso seja indicada

craniotomia cirúrgica, a alteração do decúbito deverá ser feita apenas após a abertura da dura-máter.

- Profilaxia de convulsões precoces (até 7 dias após o trauma). Fazer nas seguintes situações (fenitoína EV, 15 mg/kg, dose de hidantalização):
  - Glasgow < 10;
  - convulsão no local;
  - epilepsia prévia, amnésia > 30 min;
  - fratura/afundamento de crânio;
  - trauma penetrante;
  - sangramento (subdural, epidural, intraparenquimatoso);
  - contusão cortical;
  - alcoolismo.
- Manutenção da cabeça centrada, sem grandes rotações, pois pode comprimir a rede jugular e aumentar a pressão venosa encefálica.
- Adequada posição do colar cervical, evitando grandes compressões sobre a rede venosa jugular e redução do retorno venoso cerebral.

CUIDADOS PÓS-OPERATÓRIOS

- Realizar tomografia computadorizada (TC) de crânio ao final do procedimento, antes de transportar o paciente para unidade de terapia intensiva (UTI).
- Solicitar tromboelastografia sempre que suspeitar de coagulopatia (evitar transfusões empíricas sempre que possível).

PARTICULARIDADES

- Extubação precoce (considerar nos casos de subdural crônico agudizado), desde que o paciente tenha:
  - Glasgow inicial favorável (GCS > 12);
  - procedimento cirúrgico sem intercorrências e exame imagenológico de controle adequado;
  - garantir a reversão do bloqueio neuromuscular despolarizante (TOF > 95%) com uso de reversor específico e recuperação dos reflexos de proteção de vias aéreas.

  O Quadro 1 esquematiza as informações de manejo.

Quadro 1. Protocolo para pacientes com TCE em ventilação mecânica invasiva

MEDIDAS BÁSICAS PARA TODOS OS PACIENTES
• Cabeceira elevada 30 a 45° e cabeça centralizada
• Normocapnia (pCO^2 entre 30 e 40 mmHg)
• Manter saturação arterial de O^2 entre 94 e 98%
• Discutir passagem de monitor de PIC em neurocirurgia conforme protocolo específico.
• Manter PAS entre 110 e 120 mmHg em pacientes sem monitorização de PIC
• Manter PPC entre 60 e 70 mmHg em pacientes com monitorização de PIC
• Alvo normoterapia (36-37°C)
• Manter sódio entre 140 e 150 mEq/L
• Alvo de glicemia entre 140 e 180 mg/dL
• Hb > 7 g/dL
• Início de dieta enteral nas primeiras 48 h do trauma e atingir meta até o 5° dia
• Instituição imediata de profilaxias: úlcera estresse e úlcera decúbito
• Profilaxia para tromboembolismo venoso: iniciar após comprovação de ausência de sangramento novo
• Evitar acúmulo de secreção em via aérea – aspiração traqueal frequente

REFERÊNCIAS

1. Brain Trauma Foundation Guidelines, Aiolfi A, Benjamin E, Khor D, Inaba K, Lam L, Demetriades D, World J Surg. 2017 Jun;41(6):1543-1549.
2. Traumatic intracranial hypertension, Stocchetti N, Maas AI., N Engl J Med. 2014 May 29;370(22):2121-30.
3. Craniectomy for Traumatic Intracranial Hypertension, Hutchinson PJ, Kolias AG, Menon DK, N Engl J Med. 2016 Dec 15;375(24):2403.
4. Andrews PJ, Sinclair HL, Rodriguez A, Harris BA, Battison CG, Rhodes JK, et al. Hypothermia for Intracranial Hypertension after Traumatic Brain Injury. N Engl J Med. 2015 Dec 17;373(25):2403-12
5. Finfer S, Bellomo R, Boyce N, French J, Myburgh J, Norton R. A comparison of albumin and saline for fluid resuscitation in the intensive care unit. N Engl J Med. 2004 May 27; 350:2247-2256.

CAPÍTULO 19

Protocolo de anestesia para trauma raquimedular

Roseny dos Reis Rodrigues
Paulo Fernando Guimarães Morando Marzocchi Tierno
Rodolpho Augusto de Moura Pedro

OBJETIVO

Reconhecer o paciente vítima de politrauma com trauma raquimedular (TRM) e outras lesões associadas. Otimizar hemodinamicamente o paciente com TRM.

DEFINIÇÃO

- O TRM tem alta associação a lesões de outros sistemas.
- Deve-se atentar para outras causas de choque.
- Múltiplos mecanismos de trauma podem levar ao TRM.

MONITORIZAÇÃO

- Eletrocardiograma (ECG)
- Oximetria
- Capnografia
- Sonda vesical
- Pressão arterial invasiva (PAI)
- Termômetro esofágico.

ANESTESIA

- A critério do anestesiologista, mas atentando para hipotensão e bradicardia em lesões medulares altas.

Objetivos durante a anestesia do paciente com diagnóstico ou suspeita de TRM

- Manter pressão arterial média (PAM) entre 85 e 90 mmHg, buscando melhor pressão de perfusão medular (PPM).
- Se houver TCE associado, objetivar PAM em torno de 90 mmHg (ou guiado por pressão intracraniana [PIC] para manter PPC entre 60 e 70 mmHg).
- O colar cervical pode levar a um aumento médio de 5 mmHg da PIC, atentar para medidas de controle de PIC quando necessário (TRM associado à TCE).
- Manter glicose entre 140 e 180 mmHg.
- Evitar hipoxemia.
- Não administrar corticosteroides com objetivo de melhor desfecho neurológico (o uso de altas doses de metilprednisolona caiu em desuso, com base nos estudos NASCIS 1, NASCIS 2, NASCIS 3, além da maior mortalidade no TCE demonstrada no estudo CRASH).
- Atentar para a possibilidade de via aérea difícil (se for necessário retirar a parte anterior do colar para intubação orotraqueal, manter a estabilização e evitar a hiperextensão).
- Atentar para a possibilidade de rabdomiólise.

- Se houver lesão alta na coluna (acima de T4), atentar para choque neurogênico, quanto mais alta for a lesão maior será o risco.
- Nunca considerar o choque inicialmente como neurogênico, afastar outras causas mais prováveis primeiro, sobretudo os choques hipovolêmico e obstrutivo.
- Atletas e usuários de betabloqueador podem simular o choque neurogênico com baixa frequência cardíaca.
- Após garantir euvolemia, o uso de vasopressores é indicado para manter a meta de PAM.
- Considerar unidade de terapia intensiva (UTI).

Objetivos no choque neurogênico

- Seguir orientações anteriores.
- Garantir euvolemia.
- Iniciar vasopressor para manter alvo de PAM após reposição de volume, caso necessário.
- Encaminhar para UTI.

RESULTADOS ESPERADOS

- Identificação e tratamento precoce do choque neurogênico.

REFERÊNCIAS

1. Bracken Mb, Shepard MJ, Collins WF, Holford TR, Young W, Baskin DS, et al. A randomized, controlled trial of methylprednisolone or naloxone in the treatment of acute spinal-cord injury. Results of the second national acute spinal cord injury study. N Engl J Med. 1990 May 17;332(20):1405-11.
2. Stein DM, Roddy V, Marx J, Smith WS, Weingart SD. Emergency Neurological Life Support: Traumatic Spine Injury. Neurocrit Care. 2012;17(Suppl 1):102.
3. Edwards P, Arango M, Balica L, Cottingham R, El-Sayed H, Farrell B, et al. Final results of MRC CRASH, a randomised placebo-controlled trial of intravenous corticosteroid in adults with head injury-outcomes at 6 months. Lancet. Jun 2005;365(9475):1957-1959. PMID: 15936423.

CAPÍTULO 20

Trauma cervical

Maíra Soliani Del Negro

OBJETIVO

Pontuar os aspectos anestésicos mais importantes no trauma cervical.

PONTOS EM DESTAQUE PARA O MANEJO

- Assegurar a via aérea é prioridade no trauma cervical.
- Na presença de sangramentos externos maciços ou hematomas pulsáteis, a compressão externa imediata é fundamental (evitar o clampeamento ou exploração digital) para que as vítimas sejam prontamente encaminhadas aos centros de trauma para abordagem cirúrgica imediata. A manipulação da via aérea pode deslocar um hematoma e aumentar sangramento e edema, ocasionando compressão extrínseca e distorções anatômicas.
- Um alto grau de suspeição é necessário nos casos de lacerações de via aérea ou presença de sangue, vômito, secreção ou edema que prejudiquem seu manejo. Estes devem ser sinais de alerta para que o anestesiologista considere planos alternativos, assim como a importância da manutenção da ventilação espontânea e/ou a necessidade da via cirúrgica.
- A via cirúrgica pode ser a abordagem inicial mais apropriada em alguns casos específicos e não deve ser vista como um fracasso pelo anestesiologista, além de ser indicação absoluta na falha da intubação.
- Nos casos de trauma cervical penetrante, dividir a região cervical em três zonas auxilia o planejamento anestésico quanto ao controle de hemorragia, e a suspeição quanto ao acometimento de estruturas esperadas por zona (Quadro 1).

Quadro 1. Divisão da região cervical

<table>
<tr><td rowspan="4">TRAUMA CERVICAL PENETRANTE – ZONA 1</td><td>Limites: inferior (clavículas e fúrcula esternal) e superior (cartilagem cricoide)</td></tr>
<tr><td>Contém estruturas como traqueia, esôfago, grandes vasos, ducto torácico, nervos laríngeo recorrente e vago, ápices pulmonares e mediastino superior</td></tr>
<tr><td>Costuma ser abordada com incisão paralela à borda anterior do músculo esternocleidomastoideo. A incisão pode ser estendida lateralmente ao longo da clavícula no caso de lesão de subclávia. Devido ao esterno, o acesso à zona 1 pode exigir esternotomia ou toracotomia para melhor exposição e controle da hemorragia</td></tr>
<tr><td>Alta mortalidade</td></tr>
</table>

TRAUMA CERVICAL PENETRANTE – ZONA 2	Limites: inferior (cartilagem cricoide) e superior (ângulo da mandíbula) Contém estruturas como artérias carótidas e vertebrais, veias jugulares, nervos laríngeo recorrente e vago, laringe, hipofaringe, esôfago e traqueia proximal Abordagem mais fácil e com sintomas mais evidentes. Costuma ser abordada com incisão paralela à borda anterior do músculo esternocleidomastoideo
TRAUMA CERVICAL PENETRANTE – ZONA 3	Limites: inferior (ângulo da mandíbula) e superior (base do crânio) Contém estruturas como artérias carótidas e vertebrais, veias jugulares, tronco simpático e nervos cranianos IX-XII A abordagem cirúrgica dessa zona costuma ser baseada em angiografia positiva para lesão arterial É uma região de difícil acesso Pode ser necessário deslocamento mandibular anterior, mandibulotomia ou craniotomia para melhor acesso cirúrgico

PREPARO DA SALA

- Além do preparo padrão para sala de emergência, deve-se ter disponível grande variedade de tamanhos de tubos orotraqueais (de 5-8 mm), além de materiais para via aérea difícil (incluindo *kits* para cricotiroidostomia).

AVALIAÇÃO PRIMÁRIA

- **Vias aéreas:** avaliar presença de disfonia, tosse, dispneia, hemoptise, rouquidão ou estridor, enfisema subcutâneo, pneumotórax simples ou hipertensivo.
- **Cardiovascular:** avaliar perda sanguínea estimada (rápida avaliação de frequência cardíaca [FC], pressão arterial [PA], tempo de enchimento capilar, pulsos periféricos e palidez cutânea). Procurar principais sinais de lesão vascular importante (sopro ou frêmito, sangramento profuso, hematoma pulsátil ou em expansão; déficit de pulso radial/braquial).
- **Neurológico:** rouquidão ou estridor podem indicar lesão laríngea recorrente e aumentar risco de aspiração. Deve ser realizada uma avaliação neurológica do nível de consciência, de déficits motores e lesões cervicais, incluindo C7, por meio de métodos de imagem (se viável) e dor à palpação (avaliação da equipe cirúrgica).

INTRAOPERATÓRIO

- **Monitorização:** a pressão invasiva é bem indicada nos casos de perda sanguínea considerável, lesão de grandes vasos, exploração do seio carotídeo e/ou lesão de via aérea. Atenção à monitorização do ritmo cardíaco e à FC durante manipulação inadvertida do nervo vago ou do seio carotídeo.
- **Perda sanguínea estimada:** é muito variável (de acordo com a estrutura lesada). Aconselha-se pelo menos um acesso calibroso (14 ou 16 g) no caso de necessidade de transfusão de hemoderivados. Se houver suspeita de lesão de veia jugular ou subclávia, é importante que o acesso venoso seja feito no lado contralateral à lesão. Se houver trauma penetrante, planejar perdas de acordo com estruturas potencialmente lesadas, conforme apresentado no Quadro 1.
- **Antibióticos:** Cefazolina 1 g, IV, é o padrão. Se houver lesão esofágica, cobertura antibiótica deve ser discutida por conta do risco de mediastinite, a depender do tipo de lesão.
- **Profilaxia para estômago cheio (inibidores de bomba de próton e bloqueadores H_2):** vítimas de trauma são considerados "estômago cheio", além de possuírem risco aumentado de regurgitação por grande quantidade de sangue no estômago, dependendo da lesão encontrada.
- **Posicionamento:** é importante avaliar lesão de coluna cervical, pois, em geral, requer hiperextensão cervical com coxim. Se a exploração for bilateral, a cabeça deve ficar em posição neutra; se for apenas de um lado, o pescoço fica voltado para o lado contralateral à lesão. Os braços devem permanecer ao longo do corpo. A área a ser "pintada" para cirurgia, pode se estender da base do crânio, passando pela região cervical, torácica, abdominal até regiões inguinais. No caso de lesão de grandes vasos, uma esternotomia ou uma toracotomia podem ser necessárias. Nas lesões vasculares com necessidade de enxerto, a região inguinal pode ser explorada.
- **Manejo da via aérea:** existe pouca evidência clínica a respeito da melhor abordagem da via aérea em pacientes com a via aérea acometida. Anestesiologistas devem, portanto, escolher a abordagem com a qual são mais hábeis e se sentem mais confortáveis.

Observação: a intubação orotraqueal sob visualização direta é o método inicial de escolha. Seja com anestesia tópica ou com indução em sequência rápida. A técnica depende da estabilidade hemodinâmica do paciente e o seu grau de cooperação.

- **Via aérea cirúrgica:** é sempre uma possibilidade bastante provável, portanto, é prudente localizar e marcar a membrana cricotireóidea antes da indução anestésica. A decisão pela via aérea cirúrgica não deve ser atrasada, pois hematomas em expansão podem rapidamente distorcer a anatomia e levar à completa obstrução. A equipe cirúrgica deve estar prontamente disponível.
- **Casos específicos**
  - **Lesão vascular presente:** o reflexo de tosse e o aumento da pressão arterial devem ser evitados ao máximo na presença de lesão vascular para evitar expansão do hematoma. O controle pressórico deve ser feito para valores próximos da normalidade.
  - **Rotura laringo traqueal:** seja parcial ou completa, a intubação sob visualização direta não é indicada, pois pode agravar a lesão. Ventilação espontânea é desejável, seja para a via cirúrgica ou para a fibroscopia ótica como abordagens iniciais. Se houver lesão grande ou subglótica, a via cirúrgica é a mais aconselhada.
  - **Trauma penetrante com traqueia exposta:** a intubação pela comunicação possui elevada taxa de sucesso, porém, é fundamental o controle da traqueia proximal para que ela não retraia para dentro do tórax. É prudente a participação ativa da equipe cirúrgica nesse procedimento.
  - **Suspeita de fratura de coluna cervical associada:** um outro assistente é aconselhado para garantir a estabilização cervical manual durante o procedimento. Não é aconselhado realizar a manobra de pressão cricóidea. Fratura de coluna cervical pode ocasionar hematoma retrofaríngeo com compressão de vias aéreas.
- **Extubação:** deve ser cuidadosamente planejada. No trauma cervical, a manipulação cirúrgica extensa, o tempo cirúrgico prolongado e a possibilidade de reexpansão de hematoma são esperados e considerados fatores de risco para dificuldade de reintubação. Nesse caso, postergar a extubação é a conduta mais prudente. Além de pós-operatório em unidade de terapia intensiva (UTI) com suporte ventilatório, medidas como cabeceira elevada e controle fino pressórico buscam melhora anatômica para uma extubação segura.

REFERÊNCIAS

1. Jain U, McCunn M, Smith CE, Pittet JF. Management of the traumatized airway. Anesthesiology. 2016; 124:199-206.
2. William J. Mileski Neck Exploration Trauma. In: William J. Mileski Atlas of General Surgical Techniques, 1 ed. Saunders Elsevier: 2010, Figura 104-1.
3. ATLS American College of Surgeons Committee on Trauma. Advanced Trauma Life Support Course. Chicago: American College of Surgeons, 1998.
4. Campbell MF, Carol AB. Penetrating neck injury: a review trauma. Trauma. 2002; 4: 79-90.
5. Brywczynski JJ, Barrett TW, Lyon JA, Cotton BA. Management of penetrating neck injury in the emergency department: a structured literature review. Emerg Med J. 2008;25:711-715.
6. Shearer VE. Giesecke AH Airway Management for Patients with Penetrating Neck Trauma: a retrospective study. Anesth Analg. 1993;77:1135-8.
7. Lucas CE, Ledgerwood, AM. Penetrating Neck Trauma. In: Cameron, JL; Cameron AM. Current Surgical Therapy. 12th ed. Elsevier: 2017. pp. 1231-1233.
8. Schaider JJ. Neck trauma. In: Markovchick V; Pons P. Secrets of Emergency Medicine, 5ed. The C. V. Mosby Company: 2011.
9. Niels K, Rathlev, Ron Medzon. Penetrating Neck Trauma in Emergency Medicine Clinical Essentials, 2 ed. James G. Adams, Elsevier: 2013.

CAPÍTULO 21

Manejo anestésico do trauma torácico

Patricia Gonçalvez Caparroz Busca

OBJETIVO

Identificar a presença de lesões torácicas e entender o mecanismo do trauma (trauma contuso x penetrantes) e o comprometimento de estruturas relacionadas, buscando prevenir novas lesões e evitar deterioração da função da função pulmonar no peri e pós-operatório.

PRÉ-OPERATÓRIO

- Coletar informações sobre o estado clínico e o atendimento inicial do paciente, diagnósticos associados (em especial neurotrauma), exames prévios, além de ocorrências como broncoaspiração (considerar toalete brônquica para melhorar a ventilação).
- Embora a maioria das lesões torácicas tenham tratamento conservador, deve-se reconhecer seu tipo, que pode incluir fratura de costelas, hemotórax e pneumotórax, contusão pulmonar, além de lesões diafragmáticas, esofágicas, vasculares e cardíacas.
- Em pacientes idosos, um trauma menor pode ocasionar dano severo devido à fragilidade da caixa torácica, ao passo que na criança a elasticidade das estruturas ósseas pode subestimar a lesão do parênquima pulmonar.
- O local das fraturas de costela e as lesões associadas mais esperadas são:
  - Fratura de múltiplas costelas → contusão pulmonar e tórax instável.
  - Fraturas de 1ª a 3ª costelas (alta energia) → lesões mediastinais, traqueobrônquicas e grandes vasos.
  - Fraturas de costelas inferiores → lesões do diafragma, rins, baço ou fígado.
  - Esterno (confere estabilidade à coluna vertebral torácica) → grave ruptura pode converter uma fratura de coluna torácica estável em instável.
- Tórax instável — analgesia adequada é mandatório e em casos graves deve ser mantida intubação traqueal com ventilação assistida.
- Em fraturas de costela com pneumotórax mínimo, discutir com a equipe cirúrgica o possível benefício de realizar uma drenagem torácica precoce dos pacientes que serão submetidos à ventilação mecânica, devido à possibilidade de evolução para pneumotórax hipertensivo durante a ventilação com pressão positiva.
- Em pacientes com pneumotórax e dreno de tórax, checar posicionamento e oscilação durante todo o procedimento cirúrgico. Drenos podem se deslocar ou serem obstruidos durante o transporte causando "novo" pneumotórax em pacientes sob ventilação em pressão positiva.
- O trauma contuso está relacionado a uma maior mortalidade por comprometimento sistêmico grave e síndrome da angústia respiratória do adulto (SARA).
- Lesões diafragmáticas estão relacionadas à alta energia cinética em traumas contusos e, frequentemente, se associam a outras lesões, em especial baço e fígado.

- Perfuração esofágica em trauma contuso é rara e seu diagnóstico, geralmente tardio. Contudo, deve ser diagnóstico diferencial em pacientes com pneumomediastino, pneumopericárdio e pneumotórax.
- Na suspeita de contusão miocárdica (maior acometimento do ventrículo direito e septo interventricular), atenção à presença de arritmias e tamponamento cardíaco. Eletrocardiograma, dosagem de enzimas e o ecocardiograma transesofágico intraoperatório podem ser de grande valia.

MANEJO ANESTÉSICO

Preservar a oxigenação e a estabilidade hemodinâmica

- Ventilação protetora — oxigenação adequada com proteção pulmonar, associada à fisioterapia respiratória.
- Minimização da resposta inflamatória sistêmica.
- Tratamento do choque evitando o excesso de fluidos, se possível com balanço tendendo a zero.
- Analgesia pós-operatória.

Monitorização

- Cardioscopia, fração expirada de gás carbônico, temperatura, cateter de pressão arterial invasiva, débito urinário, pressão venosa central, ultrassonografia transtorácica (ver capítulo — Uso de US como *point of care* no trauma) e ecocardiograma transesofágico, se possível controle gasométrico, eletrolítico e hematimétrico seriados.
- O uso do índice biespectral pode evitar superficialização ou aprofundamento exagerado da anestesia.

Anestesia

- A escolha da droga de indução anestésica é menos importante que o uso adequado da dose de acordo com o estado hemodinâmico do paciente. As sugestões são as seguintes:
    - Fentanil — 5 a 10 mcg/kg e a critério do anestesiologista.
    - Etomidato (0,3 mg/kg) é melhor escolha em relação ao propofol. A cetamina IV (1 mg/kg) não deve ser utilizada em situações de instabilidade com atividade simpática excessiva.

  - Relaxante muscular de duração intermediária após intubação em "sequência rápida".
  - Óxido nitroso deve ser evitado.

Ventilação

- Modo: ventilação controlada por pressão (PCV) ou ventilação com controle de volume (VCV).
- Volume corrente: 6 a 8 mL/kg.
- Pressão expiratória final positiva (PEEP): 5 a 10 cmH^2O. Ajustada de acordo com a oxigenação do paciente e as condições hemodinâmicas.
- Pressão platô: 30 cmH^2O.
- Capnografia: 30 a 45 mmHg.
- FIO^2: a menor necessária para manter boa oxigenação ($SpO^2 > 92\%$).
- Hipercapnia permissiva se $pH > 7,2$ (essa estratégia está contraindicada em caso de neurotrauma associado, em que a principal meta é evitar o comprometimento da perfusão cerebral).
- Em casos de lacerações traqueobrônquicas, o fibroscópio e equipamento de ventilação a jato devem estar em sala.

Ventilação monopulmonar – indicações

- Prevenção de contaminação do pulmão saudável em hemorragia pulmonar unilateral.
- Embolia aérea sistêmica ou risco por lesão traqueobrônquica ou pulmonar unilateral.
- Fístula broncopleural.
- Contusão pulmonar unilateral com presença de grande desproporção no grau de lesão entre os dois pulmões.
- Opção para conseguir ventilação pulmonar independente, visando à adequação de ventilação no pulmão acometido sem comprometimento do pulmão normal nos casos de lesões unilaterais.
- Outras situações devem ser avaliadas individualmente, pelo fato de as cânulas de duplo-lúmen apresentarem difícil inserção durante a intubação em sequência rápida.
- Preferencialmente uso de fibroscópio para posicionamento adequado da cânula de duplo-lúmen ou bloqueador endobrônquico.

Analgesia

- Avaliar a necessidade e a possibilidade de passagem de cateter peridural torácico ao final da cirurgia, caso não haja nenhuma contraindicação para isso. O bloqueio do plano do eretor da espinha, com auxílio de ultrassonografia, tem se apresentado como uma alternativa promissora e segura para analgesia da parede torácica.

REFERÊNCIAS

1. Rico FR, Cheng JD, Gestring ML, Piotrowski ES. Mechanical ventilation strategies in massive chest trauma. Crit Care Clin. 2007 apr;23(2):299-315.
2. Moloney JT, Fowler SJ, Chang W. Anesthetic management of thoracic trauma. Curr Opin Anaesthesiol. 2008;21(1):41-6.
3. Karmy-Jones R, Jurkovich GJ, Shatz DV, Brundage S, Wall MJ Jr, Engelhardt S, et al. Management of traumatic lung injury: a western trauma association multicenter review. J Trauma. 2001;51(6): 1049-53.
4. Oray NC, Sivrikaya S, Bayram B, Egeli T, Dicle O. Blunt trauma patient with esophageal perforation. West J Emerg Med. 2014;15:659–662.
5. Devitt JH, McLean RF, Koch JP. Anaesthetic management of acute blunt thoracic trauma. Can J Anaesth. 1991;38(4 Pt 1):506-510.
6. Richter T, Ragaller M. Ventilation in chest trauma. J Emerg Trauma Shock. 2011 apr;4(2):251-9.
7. Hamilton DL, Manickam B. Erector spinae plane block for pain relief in rib fractures. British Journal of Anaesthesia 2017; 118: 473–4.

CAPÍTULO 22

Manejo anestésico do trauma de pelve

Roseny dos Reis Rodrigues

OBJETIVO

Reconhecer precocemente a gravidade dos casos de trauma de pelve. Promover o conceito de "Damage Control Recussitation (DCR)" com reposição volêmica, controle e prevenção precoce de coagulopatia e terapia transfusional adequados. Estabilizar o mais rápido possível, seja por meio de fixação pélvica cirúrgica, "empacotamento" pélvico/abdominal e/ou angioembolização.

PRÉ-OPERATÓRIO

- Proceder ao ABCDE de atendimento grave, segundo o Advanced Life Support (ATLS).
- Investigar associação com neurotrauma.
- Instalar manta térmica.
- Estimar perda volêmica desses pacientes. Como, na maioria das vezes, esses pacientes sangram para o retroperitônio, a quantificação do sangramento fica dificultada. Aplicar os escores Assessment of Blood Consumption (ABC) e Shock Index (SI), se houver ABC maior ou igual a 3 e SI > 1,2, iniciar protocolo de transfusão maciça (PTM).
- Controle de acidose. Administrar bicarbonato exógeno se pH > 7,2 e/ou bicarbonato sérico < 12 mEq/dL. Não administrar em casos de acidose respiratória.
- Normalizar a calcemia, sobretudo se iniciar as transfusões (citrato reduz o cálcio sérico).
- Evitar reposição agressiva de fluidos para não provocar a coagulopatia dilucional. Preferir hemocomponentes nessa fase para evitar coagulopatia adicional.
- Permitir pressão arterial media (PAM) em torno de 50 a 55 mmHg até abordagem cirúrgica, exceto se o paciente for portador de neurotrauma. Se necessário, iniciar drogas vasoativas (noradrenalina) até a abordagem cirúrgica.

INTRAOPERATÓRIO

- Rever o ABCDE de atendimento grave, segundo o ATLS. Iniciar ventilação mecânica protetora. Checar perviedade e posicionamento adequado de tubo orotraqueal, cateteres e drenos.
- Monitorização
    - Mínima: cardioscópio, oximetria de pulso, pressão arterial invasiva, capnografia e sonda vesical de demora. Instalar acesso venoso central e termômetro esofágico.
    - Desejável: monitor de débito cardíaco minimamente invasivo; ecocardiograma.
    - BIS.

- Realizar anestesia geral (drogas preferenciais)
  - Fentanil 5 a 10 mcg/kg, conforme estabilidade hemodinâmica.
  - Etomidato ou cetamina (doses de indução habituais).
  - Relaxante muscular visando à intubação em sequência rápida.
  - Manutenção de hipnose — inalatória ou venosa total (preferencial em casos de neurotrauma associado).
- Controle rigoroso das variáveis fisiológicas: cálcio, pH e temperatura (normotermia).
- Acessos venosos — calibrosos periféricos.
- Reposição volêmica — guiada por metas objetivando lactato normal ou em queda progressiva, com um delta CO_2 menor ou igual a 6, *base excess* (BE) mais próximo do zero e bicarbonato sérico mais próximo do normal, sem necessidade de bicarbonato de sódio exógeno. Nessa fase (pós-controle da fonte de sangramento), o anestesiologista deve visar à reposição de perdas de fluidos do paciente com cristaloides, preferencialmente e hemocomponentes, bem como tentar desmamar a droga vasoativa o máximo possível. Evitar uso de coloides sintéticos.
- Meta de PAM: 65 a 70 mmHg (exceto se houver neurotrauma, em que deve ser mantido cerca de 80 a 90 mmHg, conforme faixa etária).
- Resgatadores de hemácias: considerar o uso no intraoperatório, com intuito de reduzir da transfusão alogênica.
- Quantificar o sangramento intraoperatório: lembrar que nesses casos, a quantificação pode ser subestimada, devido a hematomas de retroperitônio.
- Transfusão: protocolo de transfusão maciça, considerar necessidade de PTM precocemente, baseado nas perdas quantificáveis (perda maior ou igual de 50% da volemia ou 1,5 mL/kg/min em até 20 minutos) ou em pacientes ABC > 3 e SI > 1,2. Nos casos em que não houver necessidade de PTM, transfundir concentrado de hemácias para manter a hemoglobina entre 7 e 8 g/dL, e considerar crioprecipitado ou concentrado de fibrinogênio, se o fibrinogênio sérico estiver abaixo de 200 mg/dL.
- Diagnóstico diferencial de choque: após atingir metas de volemia macro-hemodinâmica e microcirculatórias, o anestesista deve afastar outras causas de choque (caso permaneça) que não o hipovolêmico. Proceder *screening* de diagnóstico diferencial de choque (vide capítulo específico).

- Metas de coagulação:
  - Normocalcemia, normotermia e pH fisiológico.
  - Se possível, guiar por tromboelastometria.
  - Administrar ácido tranexâmico nas 3 primeiras horas do trauma (1 g de *bolus* e 1 g de dose de manutenção).
    - Em caso de não haver tromboelastometria, objetivar fibrinogênio sérico acima de 200 mg/dL. Plaquetas sem vigência de sangramento devem ser mantidas em torno de 50 mil, porém, com sangramento, permitir transfusão e manter em torno de 100 mil (transfundir 1 unidade de plaqueta randômica a cada 10 kg). Transfundir plasma nos casos de "abertura" de protocolos de transfusão maciça. Em casos de coagulopatia sem necessidade de PTM, preferir otimizar o fibrinogênio (sob uso de crioprecipitado ou concentrado de fibrinogênio). Manter hemoglobina entre 7 e 8 g/dL.
- Controle glicêmico: visar glicemia sanguínea entre 140 e 180 mg/dL; considerar controle endovenoso de insulina, se necessário.
- Rabdomiólise: iniciar medidas preventivas para rabdomiólise em pacientes de alto risco, com áreas de esmagamento e grandes perdas musculares (vide capítulo específico).
- Pressão intra-abdominal (PIA): aferir a PIA de modo seriado tão logo termine o procedimento. Hipertensão intra-abdominal (comum nestes casos), pode evoluir para a síndrome de compartimento abdominal com posterior deterioração global do paciente.

PÓS-OPERATÓRIO IMEDIATO

Ainda sob responsabilidade do anestesiologista:

- Rever se analgesia, condições de oxigenação e ventilação estão otimizadas.
- Rever adequado posicionamento de todos os dispositivos e as perdas possíveis pelos drenos (avisar a equipe cirúrgica sobre sangramento importante ou na suspeita dele).
- Rever se as metas de reanimação, como lactato normalizado ou em queda progressiva, delta CO_2 abaixo de 6, BE próximo a zero e bicarbonato entre 21 e 25 foram atingidas.
- Rever se a meta de PAM foi alcançada sem uso de drogas vasoativas ou o mínimo possível.

- Rever se a normotermia, a normocalcemia e o pH fisiológico foram atingidos (trata-se de um ponto fundamental para correção da coagulopatia).
- Rever se as metas de coagulação foram atingidas (fibrinogênio acima de 200 mg/dL; plaquetas entre 50 e 100 mil, pelo menos; hemoglobina entre 7 e 8 mg/dL); e se o ácido tranexâmico foi administrado nas 3 primeiras horas.
- Checar a PIA (comunicar a equipe cirúrgica os valores desde a primeira medida).
- Checar o controle glicêmico e o pH urinário.
- Checar laboratório final antes da saída da sala (hemoglobina, gasometria arterial, glicemia, creatinofosfoquinase [CPK], fibrinogênio sérico, plaquetas, eletrólitos e cálcio iônico) e curvas de tromboelastometria se possível (EXTEM e FIBTEM).

ATENÇÃO

- Controle rigoroso das variáveis fisiológicas.
- A droga vasoativa deve ser "ponte de reanimação" no choque hemorrágico para evitar a reposição agressiva de fluidos na fase pré-cirúrgica. Ela não deve constituir a base principal do tratamento do choque hemorrágico, que se baseia na rápida abordagem cirúrgica mais reposição volêmica.
- Atentar precocemente para o conceito de DCR.

Quadro 1. ABC – Assessment of Blood Consumption

PARÂMETROS	PONTUAÇÃO
Trauma penetrante	+1
FAST positivo	+1
Pressão arterial sistólica < 90 mmHg	+1
Frequência cardíaca > 120 bpm	+1

- Shock Index: FC/PAS (razão da frequência cardíaca por pressão arterial sistólica).

REFERÊNCIAS

1. CRASH-2 trial collaborators. Effects of tranexamic acid on death, vascular occlusive events, and blood transfusion in trauma patients with significant haemorrhage (CRASH-2): a randomised, placebo-controlled Trial. Lancet. 2010/S0140-6736(10)60835-5.
2. ATLS Advanced Trauma Life Support. 9ª edição.
3. Moore FA, McKinley BA, Moore EE. The next generation in shock resuscitation. Lancet. 2004; 363:1988–1996.
4. Yücel N, Lefering R, Maegele M, Vorweg M, Tjardes T, Ruchholtz S, et al. Polytrauma study group of the german trauma society. Trauma associated severe hemorrhage (TASH)-Score: probability of mass transfusion as surrogate for life threatening hemorrhage after multiple trauma. J Trauma. 2006 jun;60(6):1228-36.
5. Maegele M, Lefering R, Paffrath T, Tjardes T, Simanski C, Bouillon B. Redblood-Cell To Plasma Ratios Transfused During Massive Transfusion Are Associated With Mortality In Severe Multiple Injury: A Retrospective Analysis From The Trauma Registry Of The Deutsche Gesellschaft Fur Unfallchirurgie. Vox Sang. 2008;95(2):112-119.
6. Davenport R, Curry N, Manson J, De'ath H, Coates A, Rourke C, et al. Hemostatic Effects Of Fresh Frozen Plasma May Be Maximal At Red Cell Ratios Of 1:2. J Trauma. 2011;70(1):90-95.

CAPÍTULO 23

Detecção precoce da síndrome compartimental abdominal

Rafael Priante Kayano

OBJETIVO

Permitir ao anestesiologista detectar, de forma assertiva e o mais precocemente, os casos de síndrome compartimental abdominal (SCA), para que possa melhorar os desfechos dos pacientes conjuntamente à equipe cirúrgica.

DEFINIÇÕES

- Pressão intra-abdominal (PIA): é a pressão no estado de equilíbrio, confinada à cavidade abdominal. Seu valor normal é entre 5 e 7 mmHg nos pacientes críticos adultos.
- Hipertensão intra-abdominal (HIA): é o aumento sustentado ou repetido da PIA para níveis maiores ou iguais a 12 mmHg.
- SCA: é o aumento sustentado da PIA para níveis maiores ou iguais a 20 mmHg, associados ao surgimento de disfunção ou falência orgânica.
- Pressão de perfusão abdominal (PPA): dada pela fórmula PPA = PAM – PIA.
- Deve ser mantida acima de 50 a 60 mmHg (grade 1C).
- Primária: condição associada à doença ou à lesão da região abdominopélvica. Frequentemente requer intervenção cirúrgica precoce ou por radiologia intervencionista.
- Secundária: refere-se a condições que não se originam da região abdominopélvica.

ETIOLOGIA

Os fatores de riscos baseados em evidências estão listados a seguir:

- cirurgias abdominais maiores;
- acidemia;
- pancreatite aguda;
- idade;
- gastroparesia, distensão gástrica, íleo;
- obesidade grave;
- hemoperitônio, pneumoperitônio ou coleções intraperitoniais;
- hipotermia, choque e sepse;
- infecções intra-abdominais;
- disfunção hepática (ascite);
- politraumatismo;
- ressuscitação volêmica maciça;
- politransfusão;
- posição prona e cabeceira muito dobrada;
- ventilação mecânica (PEEP > 10 cm H2O).

MENSURAÇÃO DA PRESSÃO INTRA-ABDOMINAL

- Realizar monitorização da PIA nos pacientes com dois ou mais fatores de risco presentes (grau 1B) e medições seriadas a cada 4 a 6 horas, se houver HIA (*grade* 1C).
- A referência padronizada para medida intermitente da PIA é realizada pela aferição transvesical, com um volume máximo de instilação de 25 mL de solução salina estéril. Devendo respeitar algumas condições:
  - PIA deve ser expressa em mmHg;
  - medida no final da expiração;
  - posição supina;
  - garantido ausência de contração abdominal;
  - transdutor zerado a linha axilar média.

MANEJO

- Hipertensão intra-abdominal.
- Melhorar a complacência da parede abdominal:
  - garantir sedação e analgesia adequados (*grade* 1D);
  - remover curativos constritivos ou escaras abdominais;
  - considerar proclive (*grade* 2C);
  - considerar bloqueador neuromuscular (*grade* 2C).
- Evacuar conteúdos abdominais:
  - inserir sondas nasogástricas e/ou retais;
  - iniciar agentes procinéticos (*grade* 2D);
  - considerar minimizar ou parar nutrição enteral;
  - considerar enemas ou colonoscopia descompressiva (*grade* 1D).
- Evacuar coleções e/ou fluidos abdominais:
  - realizar ultrassonografia (US) de abdômen ou tomografia computadorizada (TC);
  - realizar paracentese;
  - considerar drenagem percutânea ou cirúrgica de coleções (grade 2C).
- Otimizar a administração de fluídos:
  - evitar ressuscitação de fluídos excessiva (*grade* 1B);
  - objetivar balanço hídrico zero ou negativo no 3º dia (*grade* 2C);
  - ressuscitar com uso de solução hipertônica ou coloide (*grade* 1C);

- considerar remoção de fluídos com diurese (não recomendado por dados insuficientes);
- considerar hemodiálise/ultrafiltração (não recomendado por dados insuficientes).

- Otimizar suporte e perfusão de órgão:
  - ressuscitação fluídica guiada por metas;
  - monitorização hemodinâmica e variáveis dinâmicas (variação da pressão da pulso [VPP], variação do volume sistólico [VVS] e variação da pressão sistólica [VPS]);
  - otimizar ventilação e recrutamento alveolar.
- Descompressão abdominal:
  - deve ser realizada nos pacientes com SCA refratários a outras opções de tratamento (grade 1B);
  - descompressão presuntiva deve ser considerada nos pacientes que apresentam múltiplos fatores de risco para HIA e SCA (grade 1C).
- Fechamento abdominal definitivo:
  - ausência de recomendações no momento por insuficiência de dados.

REFERÊNCIA

1. Kirkpatrick AW, Roberts DJ, De Waele J, Jaeschke R, Malbrain ML, De Keulenaer B, et al. Intra-abdominal hypertension and the abdominal compartment syndrome: updated consensus definitions and clinical practice guidelines from the World Society of the Abdominal Compartment Syndrome. Intensive Care Med. 2013 Jul;39(7):1190-206.

CAPÍTULO 24

Anestesia para o grande queimado

Rafael Priante Kayano

OBJETIVO

Informar ao anestesiologista a melhor forma de manejo dos pacientes vítimas de trauma por lesões térmicas.

CONCEITO

- Fornecer a melhor abordagem anestésica ao paciente vítima de queimaduras, com ou sem outros traumas associados, otimizando sua ressuscitação inicial e prognóstico e minimizando complicações secundárias às queimaduras.

CLASSIFICAÇÕES

- Os Quadros 1 e 2 apresentam a classificação conforme a gravidade das queimaduras e a profundidade. A Figura 1 demonstra na superfície do corpo.

Quadro 1. Gravidade das queimaduras

	QUEIMADURA PEQUENA	QUEIMADURA MODERADA	GRANDE QUEIMADO
Critéritos	< 10% SCQ em adultos	10-20% SCQ em adultos	> 20% SCQ em adultos
	< 5% em jovens ou idosos	5-10% em jovens ou idosos	> 10% em jovens ou idosos
	< 2% queimadura profunda	2-5% queimadura profunda	> 5% queimadura profunda
		Queimadutra elétrica	Lesão elétrica
		Suspeita de lesão inalatória	Lesão inalatória presente
		Queimadura circunferencial	Queimadura em face, olhos, orelhas, genitália, mãos, pés e articulações
		Risco de infecção	Lesões associadas (fratura, trauma)
Local tratamento	Ambulatorial	Internação hospitalar	Encaminhar para centro de queimados

SQN, superfície corpórea queimada.

Quadro 2. Profundidade das lesões

CLASSIFICAÇÃO	PROFUNDIDADE	APARÊNCIA	SENSAÇÃO	DESFECHO
Superficial				
Primeiro grau	Confinada à epiderme	Vermelha e seca, clareia à digitopressão	Doloroso	Cura espontaneamente
Espessura parcial				
Segundo grau				
Derme superficial	Epiderme e superior da derme	Bolhas, úmido, vermelho e secretivo; clareia à digitopressão	Doloroso ao ar e temperatura	Cura espontaneamente
Derme profunda	Epiderme e derme profunda	Bolhas, úmido ou seco seroso; partes do branco amarelado ao vermelho; não clareia à digitopressão	Sente a pressão	Requer excisão e enxerto para retornar função
Espessura total				
Terceiro grau	Destruição da epiderme e derme	Branco seroso, cinza ou carbonizado e preto; seco e inelástico; não clareia à digitopressão	Sente pressão profunda somente	Requer completa excisão, função limitada
Quarto grau	Músculos, fáscias e ossos		Sente pressão profunda somente	Requer excisão e enxerto, função limitada

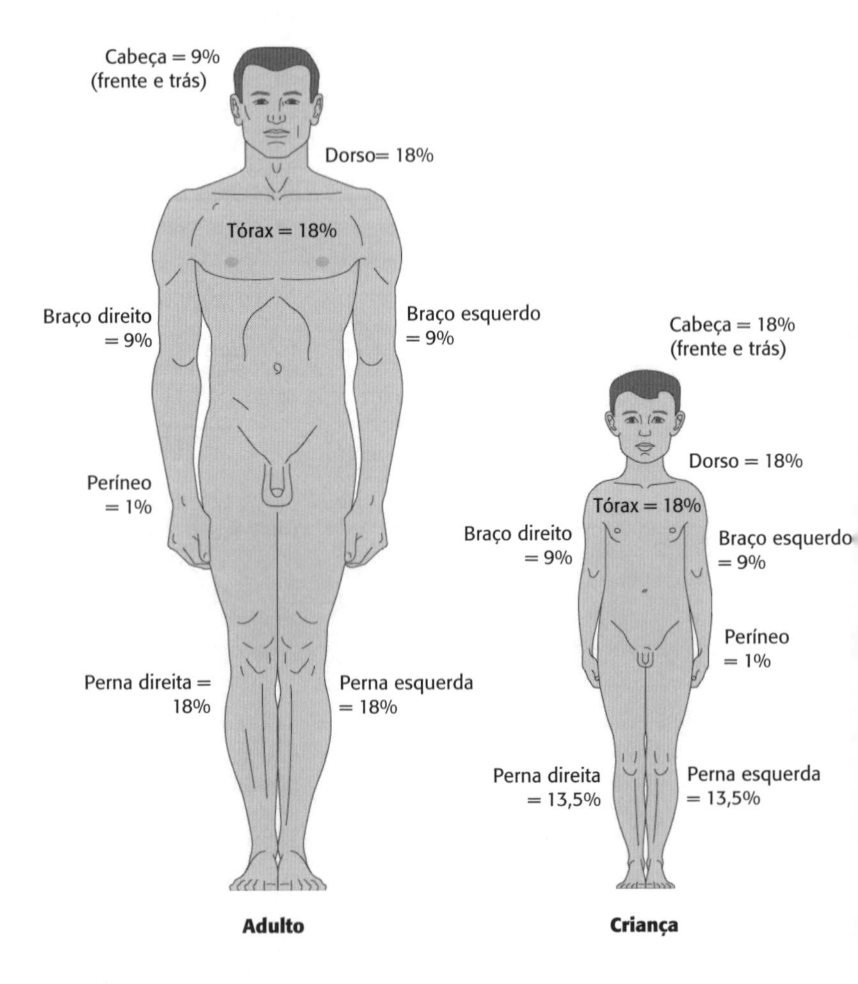

Figura 1. Superfície corpórea queimada.

CONDUTA

- Atendimento inicial com Suporte de Vida Avançado ao Trauma (ATLS).

Quadro 3. Lesão inalatória e pulmonar

TIPOS	REGIÃO	AGENTE	CLÍNICA	ABORDAGEM
Lesão inalatória				
Térmica	Laringe	Vapor Gases quente	Obstrução laríngea Edema, lesão mucosa	Garantir via aérea definitiva (intubação orotraqueal [IOT], crico e traqueostomia)
Lesão pulmonar				
Química (vias aéreas)	Traqueia	Fumaça Partículas quentes	Broncorreia Broncoespasmo	Toalete pulmonar agressiva Broncodilatadores se necessário
Química (pulmonar)	Brônquio primário	Gases irritantes	Edema pulmonar Atelectasia (↓ surfactante, rolhas)	Reposição de fluidos adequada Recrutamento pulmonar
Sistêmica	Brônquio secundário	CO Cianeto	Oximetria normal, GasoA: HbCO ↑ $SatVO^2$, acidose metabólica, ↑ lactato	O^2 100% (↓ meia vida CO-Hb) Ventilação protetora

- A escarotomia torácica pode ser necessária, caso apresente queimaduras circunferênciais do tórax.

RESSUSCITAÇÃO (*BURN SHOCK*)

- A seguir, no Quadro 4, são apresentadas as fórmulas para ressuscitação volêmica após queimaduras.

Quadro 4. Ressuscitação volêmica pós-queimaduras

Parkland	Ringer lactato	4 mL/kg/% SCQ em 24 hs	Metade nas primeiras 8 hs
Brooke	Ringer lactato	1,5 mL/kg/% SCQ em 24 hs	Metade nas primeiras 8 hs
	Coloide	0,5 mL/kg/% SCQ em 24 hs	

- Realizar rápida e efetiva reposição volêmica. Não importa a fórmula utilizada, ela deve servir como um guia, e a reposição volêmica ser titulada com metas fisiológicas (Quadro 5).

Quadro 5. Indicadores de adequado volume circulante e/ou ressucitação

Débito urinário	0,5 a 1,0 mL/kg/h
Pressão arterial	Dentro da faixa de normalidade para idade
Frequência cardíaca	Variável
Pressão venosa central	3-8 mmHg
Fração de excreção de Na	< 1% (indica hipovolemia)
Razão ureia/Cr	> 50 (indica hipovolemia)
Ecocardiograma	Volume sistólico e fração de ejeção normal
BE	< -5 (sugere hipoperfusão)

CUIDADOS INTRAOPERATÓRIOS

- Itens obrigatórios de monitorização
  - Cardioscopia: dificuldade de locais de fixação → dar pontos nos eletrodos ou no dorso.
  - Oxímetro de pulso: se mãos e pés comprometidos → utilizar orelha, nariz ou língua. Com intoxicação por monóxido de carbono (CO) os valores podem estar incorretos.
  - Pressão arterial não invasiva (PANI): cuidado quando próximo a lesões e enxertos em membros.
  - Pressão arterial invasiva (PAI): recomenda, quando esperado, grande reposição volêmica e/ou sangramento.
  - Ventilação com pressão positiva (VPP): avaliação dinâmica da reposição volêmica e ajuste de drogas vasoativas.
  - Temperatura central: esofágica, retal → imperativo monitorar, devido à tendência e à intolerância à hipotermia.
  - Cateter venoso central (CVC): considerar devido necessidade de reposição de fluídos e droga vasoativa.
- Itens sugeridos de monitorização:
  - débito cardíaco;
  - BIS.

- Drogas anestésicas
  - Hipnóticos: propofol com volume de distribuição e *clerance* aumentados durante a fase hiperdinâmica. Anestésicos voláteis não alteram o desfecho do paciente. A escolha da indução e da manutenção deve considerar condição hemodinâmica e pulmonar.
  - Opioides: a necessidade de opioide pode ser aumentada no queimado, e sua tolerância pode tornar o controle da dor desafiador. Utilização e associação de cetamina, clonidina, dexmedetomidina e metadona deve ser encorajada.
  - Relaxantes musculares: no queimado a exposição à succinilcolina pode resultar em uma hipercalemia exagerada, e não deve ser utilizada nos pacientes em 48 horas após a queimadura, devido ao aumento de receptores nicotínicos extrajuncionais. Podem apresentar redução da sensibilidade dos bloqueadores neuromusculares não despolarizantes. Deve-se utilizar doses aumentada de rocurônio de 1,2 a 1,5 mg/kg para intubação em sequência rápida.
- Cuidados gerais
  - Manejo via aérea: observar lesões de vias aéreas preexistentes, lesões inalatórias e edema/obstrução de glote. Considerar via aérea difícil e ter a disposição materiais para acesso e abordagem da via aérea cirúrgica.
  - Ventilação protetora: volume corrente 6 mL/kg ou menos e pressão de platô menor de 30 cmH^2O. Por conta do estado hipermetabólico, o $ETCO^2$ poderá estar aumentado, sendo necessário aumento da FR.
  - Acessos vasculares: dificuldade técnica por conta do edema e pelo risco de infecção de corrente sanguínea. A ultrassonografia auxília na localização dos vasos periféricos e centrais.
  - Manutenção da temperatura: utilização de mantas térmicas, cobertores isolantes e reflexivos, regulação da temperatura da sala e aquecedores de fluídos.
  - Extubação: acessar o *status* da via aérea superior e glote antes da extubação. Realizar *cuff leak test*, fibroscopia flexível ou laringoscopia direta.

REFERÊNCIAS

1. Bittner EA, Shank E, Woodson L, Martyn JA. Acute and perioperative care of the burn-injured patient. Anesthesiology. 2015 Feb;122(2):448-64.
2. Anderson TA, Fuzaylov G. Perioperative anesthesia management of the burn patient. Surg Clin North Am. 2014 Aug;94(4):851-61.

CAPÍTULO 25

Prevenção e tratamento da rabdomiólise

Vanessa Nobrega
Roseny dos Reis Rodrigues

OBJETIVO

Prevenir a disfunção renal secundária à rabdomiólise, precocemente, por meio da detecção dos casos com alto risco de desenvolvimento dessa síndrome.

METAS

- Reposição volêmica precoce e vigorosa (aumenta excreção de potássio).
- Correção de distúrbios hidroeletrolíticos e do equilíbrio acidobásico (principalmente hipercalemia e acidose).
- Alcalinização da urina para proteger os rins contra os efeitos nefrotóxicos da mioglobinúria e hiperuricosúria.
- Proteção da integridade muscular e descompressão dos compartimentos musculares, mobilizando edema intramuscular.
- Reversão de vasodilatação arteriolar inadequada, por restauração da contratilidade de arteríolas em músculos lesionados, alcançada principalmente por correção da acidose e hipercalemia.

TERAPÊUTICA

- Manter a reposição volêmica adequada "guiada por metas".
  - Pode-se usar solução salina isotônica, 1 a 2 litros L/h. A solução de Ringer lactato é menos indicada por conter potássio.
  - Começar a hidratação logo após o início da lesão e continuar até que a lesão muscular ou hemólise estejam resolvidas. Isso geralmente requer vários dias.
  - A terapia deve se basear em exame físico e análise bioquímica, monitoramento próximo da ingestão e saída de líquidos e peso corporal.
- Alcalinização da urina:
  - SG5% 850 mL + bicarbonato de sódio 8,4% 150 mL.
  - Iniciar 42 mL/h (para infusão em 24 horas).
  - Aumentar ou diminuir a infusão da solução até atingir pH urinário alvo (maior ou igual a 6,5).

Benefícios

- Prevenir a precipitação da proteína heme com a proteína de Tamm-Horsfall e formação de pigmento intratubular e precipitação de ácido úrico.
- Reduzir hipercalemia e acidose metabólica.
- Diminuir a liberação de ferro livre da mioglobina e a formação de F2-isoprostanos, o que pode aumentar a vasoconstrição renal.
- Evitar o acúmulo de cloreto e subsequente acidose hiperclorêmica (em comparação com o NaCl).

Quando iniciar

- Creatinofosfoquinase (CPK) > 5.000 (ou valor crescente).
- Pacientes com alto risco para rabdomiólise, lesões por esmagamento, politraumas com extensas lesões musculares, amputações traumáticas, vítimas de soterramento, choque elétrico e queimados.
- Desde que satisfaçam os seguintes critérios:
  - ausência de hipocalcemia severa;
  - pH < 7,5;
  - HCO^{3} - < 30 mEq/L.

Riscos de alcalinização do plasma

- Deposição de fosfato de cálcio (mais provável se hiperfosfatemia).
- Induzir ou agravar manifestações da hipocalcemia como tetania, convulsões, arritmias.

Interromper, se

- pH urinário não ultrapassar 6,5, após 3-4 horas.
- Hipocalcemia sintomática.
- pH > 7,5 ou HCO3- > 30 mEq/L.
- Manitol:
  - Provoca diurese e atua como "agente de limpeza" de radicais livres. No entanto, não melhora a necrose tubular proximal, o que sugere que a diurese induzida é o mais importante.
  - Só deve ser usado se for possível um acompanhamento rigoroso; está contraindicado em pacientes com oligoanúria (interromper se não alcançar diurese de 200 a 300 mL/hora) pelo risco de hiperosmolaridade, sobrecarga de volume e hipercalemia.
  - Uma dose-teste razoável é a de 60 mL, em uma solução a 20%, administrado durante 3 a 5 minutos. Se não houver um aumento significativo na produção de urina em pelo menos 30 a 50 mL/hora, acima dos níveis basais, o manitol não deve ser mantido.
  - Deve ser evitado em pacientes hipovolêmicos.
- Diálise, se necessária. Em comparação com outras modalidades, hemodiálise intermitente é mais eficiente na remoção de potássio.

CUIDADOS

- Em pacientes cuja CK não declina conforme o esperado, uma lesão muscular contínua ou o desenvolvimento de uma síndrome do compartimento podem estar presentes.
- Controle rigoroso de potássio e de dióxido de carbono (risco de acidose respiratória).
- Monitorizar pH e cálcio de 2 em 2 horas.
- A sobrecarga de volume é menos provável, pelo menos durante a fase inicial, devido à fixação do fluido no interior do músculo danificado.
- Em pacientes hipervolêmicos, existe a opção de alcalinizar a urina com infusão de quotas de bicarbonato a 8,4% (1 mEq/kg) e realizar o pH urinário para atingir o pH-alvo. O uso da furosemida pode ser justificado nesses pacientes (lembrar que pode piorar a tendência à hipocalcemia por induzir calciúria).
- Durante a fase de recuperação, os níveis séricos de cálcio retornam ao normal e podem aumentar significativamente, devido à liberação de cálcio do músculo lesado, hiperparatireoidismo secundário (devido à insuficiência renal aguda) e ao aumento do calcitriol. Para diminuir a ocorrência de hipercalcemia tardia, a reposição de cálcio deve ser evitada, a não ser que os sinais e sintomas sejam significativos.
- Os que desenvolvem hiperuricemia devem ser tratados com alopurinol (300 mg via oral, se o ácido úrico for maior que 8 ou houver um aumento de 25% do basal).
- Raramente, rabdomiólise grave pode estar associada ao desenvolvimento de coagulação intravascular disseminada, devido à liberação de tromboplastina e outras substâncias pró-trombóticas do músculo danificado.
- A mioglobinúria não possui sensibilidade como teste de rabdomiólise. Pode estar ausente em 25 a 50% dos pacientes, devido à depuração mais rápida da mioglobina, em comparação com CK, após lesão muscular. Diminui rapidamente de uma forma similar em pacientes com insuficiência renal (metabolismo extrarrenal de depuração nestes).
- A reanimação tardia pode resultar em hipervolemia e uma maior necessidade de diálise. Uma vez que a insuficiência renal aguda (IRA) esteja estabelecida, o risco de sobrecarga de volume é substancial.

ALVOS

- Débito urinário em torno de 1 mL/kg/h.
- pH urinário em torno de 6,5.

RESULTADOS ESPERADOS

- Prevenção da insuficiência renal.

REFERÊNCIAS

1. Bosch X, Poch E, Grau JM. Rhabdomyolysis and acute kidney injury. N Engl J Med. 2009;361:62.
2. Paletta CE, Lynch R, Knutsen AP. Rhabdomyolysis and lower extremity compartment syndrome due to influenza B virus. Ann Plast Surg. 1993; 30:272.
3. Criddle LM. Rhabdomyolysis. Pathophysiology, recognition, and management. Crit Care Nurse. 2003; 23:14.
4. Chatzizisis YS, Misirli G, Hatzitolios AI, Giannoglou GD. The syndrome of rhabdomyolysis: complications and treatment. Eur J Intern Med. 2008;19:568.
5. Huerta-Alardín AL, Varon J, Marik PE. Bench-to-bedside review: Rhabdomyolysis -- an overview for clinicians. Crit Care. 2005;9:158.
6. Gunal AI, Celiker H, Dogukan A, Ozalp G, Kirciman E, Simsekli H, et al. Early and vigorous fluid resuscitation prevents acute renal failure in the crush victims of catastrophic earthquakes. J Am Soc Nephrol. 2004;15:1862.
7. Ron D, Taitelman U, Michaelson M, Bar-Joseph G, Bursztein S, Better OS. Prevention of acute renal failure in traumatic rhabdomyolysis. Arch Intern Med. 1984;144:277.
8. Better OS, Stein JH. Early management of shock and prophylaxis of acute renal failure in traumatic rhabdomyolysis. N Engl J Med. 1990; 322:825.
9. Sever MS, Vanholder R, RDRTF of ISN Work Group on Recommendations for the Management of Crush Victims in Mass Disasters. Recommendation for the management of crush victims in mass disasters. Nephrol Dial Transplant. 2012;27 Suppl 1:i1.
10. Moore KP, Holt SG, Patel RP, Svistunenko DA, Zackert W, Goodier D, et al. A causative role for redox cycling of myoglobin and its inhibition by alkalinization in the pathogenesis and treatment of rhabdomyolysis-induced renal failure. J Biol Chem. 1998;273:31731.

11. Zager RA. Rhabdomyolysis and myohemoglobinuric acute renal failure. Kidney Int. 1996;49:314.
12. Zager RA. Combined mannitol and deferoxamine therapy for myohemoglobinuric renal injury and oxidant tubular stress. Mechanistic and therapeutic implications. J Clin Invest. 1992;90:711.
13. Odeh M. The role of reperfusion-induced injury in the pathogenesis of the crush syndrome. N Engl J Med. 1991;324:1417.
14. Better OS, Rubinstein I, Winaver JM, Knochel JP. Mannitol therapy revisited (1940-1997). Kidney Int. 1997;52:886.
15. Collins AJ, Burzstein S. Renal failure in disasters. Crit Care Clin. 1991;7:421.
16. Noji EK. Acute renal failure in natural disasters. Ren Fail. 1992;14:245.
17. Slater MS, Mullins RJ. Rhabdomyolysis and myoglobinuric renal failure in trauma and surgical patients: a review. J Am Coll Surg. 1998;186:693.
18. Bywaters, EGL, Beall, D. Crush Injuries with Impairment of Renal Function. Br Med J. 1941 Mar 22;1(4185): 427–432.
19. Melli L, V Chaudry, Cornblath DR. Rabdomiólise: uma avaliação de 475 pacientes hospitalizados. Medicine (Baltimore). 2005;84:377.

CAPÍTULO 26

Manejo anestésico em pacientes com fraturas expostas (lesão exclusiva)

Romulo Augusto

OBJETIVO

Abordar os aspectos anestésicos mais atuais no manejo do paciente portador de fratura exposta exclusiva.

AVALIAÇÃO INICIAL

- Revisar sempre ABCDE do trauma conforme Advanced Trauma Life Support (ATLS).

MECANISMO DE TRAUMA

- Apesar de muitas lesões parecerem exclusivas em um primeiro momento, pode haver concomitância a injúrias intracranianas, intra-abdominais ou intratorácicas, de acordo com a magnitude da energia cinética envolvida. Desse modo o anestesista precisa estar muito atento ao planejamento anestésico.
- Documentar atividade pupilar antes e após os procedimentos, e preferir a anestesia geral em vítimas de politraumas, pacientes com instabilidade hemodinâmica ou qualquer sinal de rebaixamento do nível de consciência. O mecanismo do trauma deve alertar o anestesista para possibilidade de lesões concomitantes a outros orgãos ou sistemas não diagnosticadas.

ANESTESIA EM NEUROEIXO

- Restrita a casos de baixa energia cinética do trauma envolvida, sem instabilidade hemodinâmica ou respiratória, com nível de consciência preservado e sem coagulopatia associada.
- Monitorização
  - Cardioscopia, oximetria de pulso, pressão arterial não invasiva ou invasiva (avaliar estabilidade hemodinâmica e comprometimento sistêmico da injúria), acesso venoso central (avaliar estabilidade hemodinâmica), termômetro esofágico, sonda vesical de demora.
- Técnica anestésica
  - Anestesia regional: manter monitorização contínua e antissepsia rigorosa. Apesar dos benefícios de menor consumo de opioides e analgesia prolongada, sempre avaliar mecanismo de trauma e estabilidade como técnica única.
  - Anestesia geral:
    - opioides — início de ação rápido, para indução em sequência rápida e em doses anestésicas;
    - hipnóticos — contemporizar estabilidade hemodinâmica, início rápido e despertar precoce;

- relaxamento muscular — intubação em sequência rápida, evitando agentes despolarizantes pelo risco de hiperpotassemias adicionais em esmagamentos e grandes lesões musculares.

CUIDADOS PERIOPERATÓRIOS

- Profilaxias: checar vacina antitetânica e antibióticos (ceftriaxona 1 g, 12/12 h e clindamicina 600 mg, 6/6 h).
- Coagulopatia: grandes hematomas, hemodiluição, uso de hemocomponentes e reperfusão. Intervir na acidose, hipotermia e hipocalcemia. Quando disponível, usar tromboelastografia como guia. Considerar antifibrinolítico de ataque e manutenção quando indicado (ácido tranexâmico — se houver indicação).
- Temperatura: manter entre 36 e 37,3ºC.
- Glicemia: manter entre 140 e 180 mg/dL (considerar bomba de insulina se necessário).
- Lesão renal:
  - promover expansão volêmica adequada com cristaloides e hemocomponentes (quando indicado);
  - não permitir soluções coloides;
  - evitar anti-inflamatórios e outras drogas nefrotóxicas;
  - iniciar medidas para rabdomiólise (hidratação e soro bicarbonatado — ver capítulo Prevenção e tratamento da rabdomiólise) em pacientes com esmagamento de membros ou fraturas múltiplas com comprometimento muscular.
- Embolia gordurosa: complicação que pode ocorrer em fraturas de fêmur, tíbia e bacia. Quando maciça, pode afetar pulmões e cérebro e evoluir para síndrome da embolia gordurosa, com hemorragia e edema dos órgãos afetados, dificultando a almejada extubação ao final do procedimento, por cursar com alterações neurológicas variadas, inclusive coma e insuficiência respiratória.
- Síndrome de reperfusão: em fraturas complexas pode haver comprometimento vascular importante. Checar pulsos distais, anotar em ficha anestésica e compartilhar com equipe cirurgica. Coletar gasometrias arteriais durante a cirurgia e monitorizar creatinofosfoquinase (CPK), função renal, eletrólitos, hemoglobina, hematócrito e lactatemia.

- Síndrome compartimental de membro: complicação que pode ocorrer devido ao trauma e/ou grande destruição muscular. O diagnóstico precoce pode ajudar na preservação do membro, e a fasciotomia é indicada.

REFERÊNCIAS

1. Better OS, Abassi ZA. Early fluid ressuscitation in patients with rhabdomyolysis. Nat Rev Nephrol. 2011 May;7:416-422.
2. Mar GJ, Barrington MJ, McGuirk BR. Acute compartment syndrome of the lower limb and the effect of postoperative analgesia on diagnosis. Br J Anaesth. 2009;102(1): 3-11.

CAPÍTULO 27

Ultrassom *point of care* no trauma

Fernanda Marques Ferraz de Sá
Rafael Priante Kayano
Gyanna Lis
Heleno de Paiva Oliveira

OBJETIVO

Avaliação inicial do paciente crítico de trauma com antecedentes pessoais e lesões não definidas e monitorização dinâmica perioperatória. Aumento da segurança para realização de procedimentos invasivos

DEFINIÇÕES

Aquisição de imagens dinâmicas a beira leito, em tempo real.

- Os aparelhos mais recentes são portáteis, disponíveis e com boa relação custo-efetividade.
- Novos diagnósticos e mudança de conduta anestésica perioperatória.
- Aplicações clínicas do uso de USG *point of care* (Figura 1).

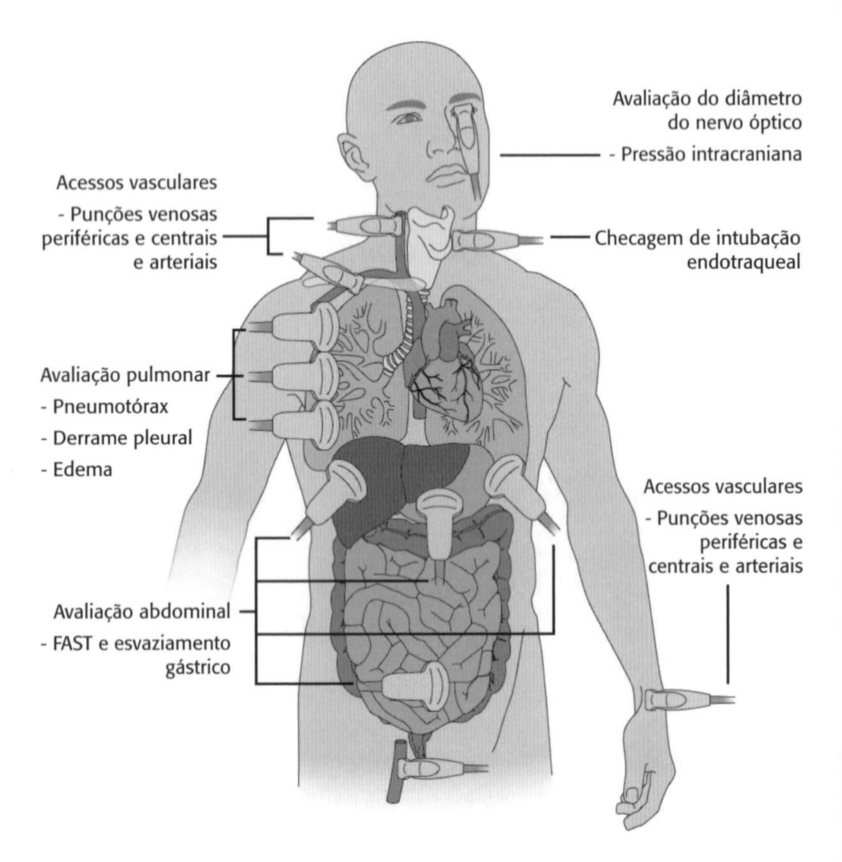

Figura 1. Uso de USG *point of care*.

- Figuras 2 a 12 apresentam imagens obtidas em *point of care*.

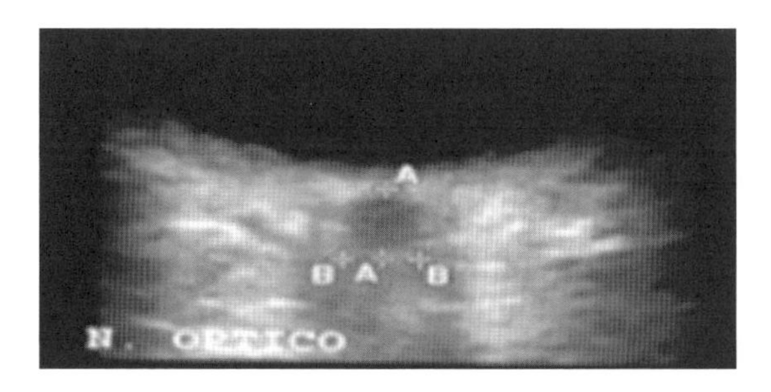

Figura 2. Bainha do nervo óptico. Probe linear (5-10Hz) posicionado acima da palpebral superior, imagem longitudinal do globo ocular (anecoica), medida do diâmetro da bainha do nervo óptico 3 mm abaixo do disco óptico na retina. Média de 3 medidas > 5,7-6,0 mm – pressão intracraniana (PIC) > 20 mmHg. Comparar medidas dos 2 olhos do mesmo paciente.

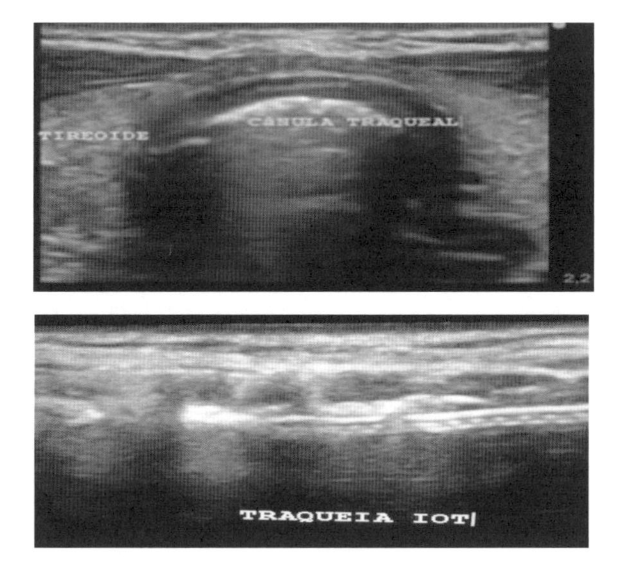

Figura 3. Vias aéreas. Probe linear, plano sagital sobre a traqueia e axial à altura da tireoide. Sonoanatomia da via aérea e distorções causadas por patologias ou trauma. Checar posicionamento de dispositivos de via aérea e profundidade (posição do *cuff*). Auxílio em técnicas invasivas (crico e traqueostomia percutâneas).

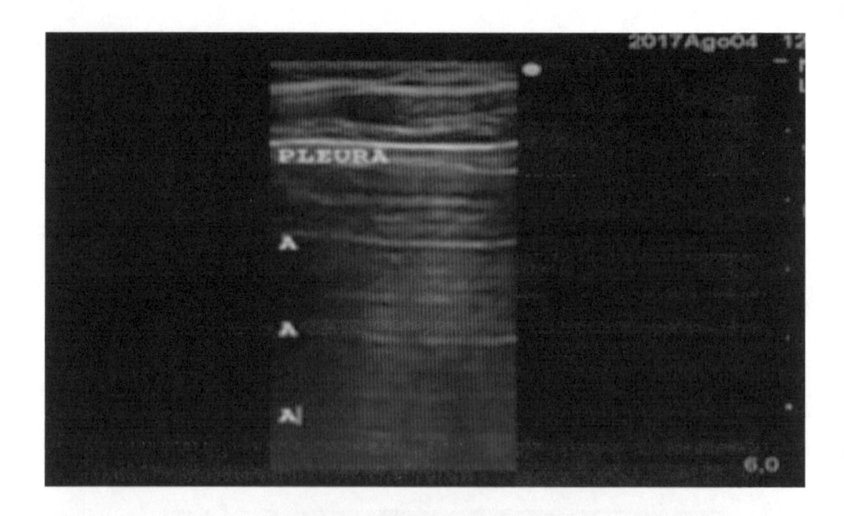

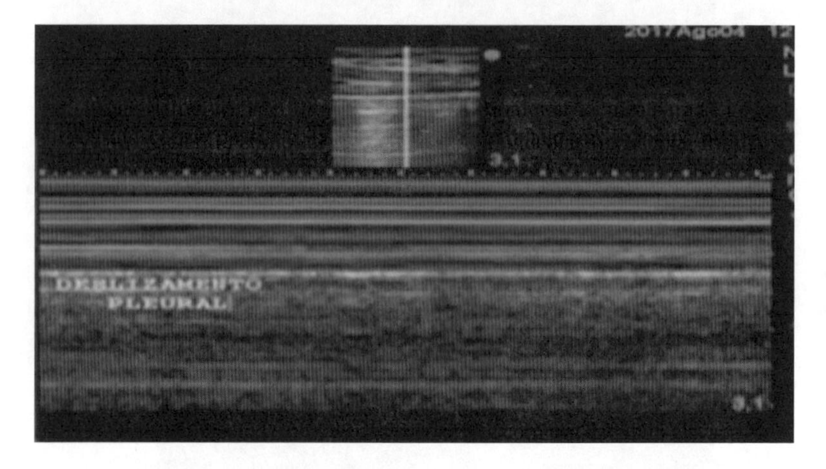

Figura 4. Avaliação pulmonar normal. Probe convexo (1-5 Hz) posicionado perpendicular ao espaço intercostal. Linhas A refletem horizontalmente a pleura em espelho; Modo M apresenta imagem em areia de praia (deslizamento pleural); Blue Points – 3 em cada hemitórax.

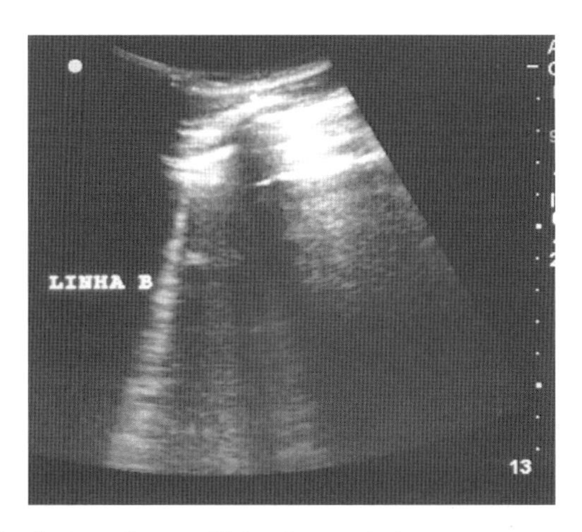

Figura 5. Avaliação pulmonar. Linhas B – verticais; movem-se com a pleura; apagam linhas A; > 3 no mesmo espaço intercostal = edema alveorar/intersticial/fibrose. Pneumotórax – Lung Point + ausência de deslizamento de pleura + sinal da estratosfera. Atelectasia – hepatização pulmonar. Derrame pleura – faixa anecoica entre pleuras; linhas A distantes. FAST extendido.

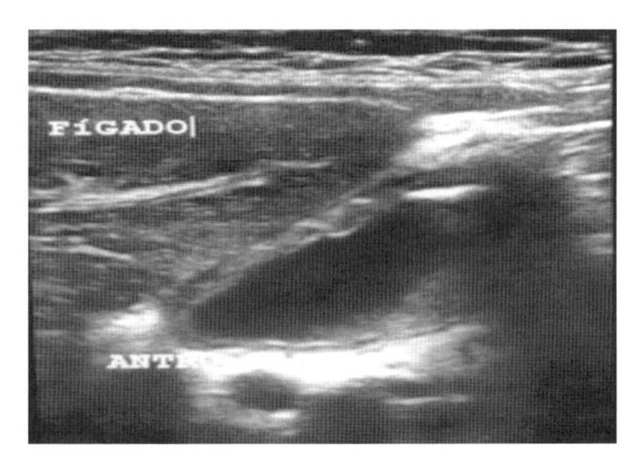

Figura 6. Avaliação de conteúdo gástrico. Probe convexo, plano parasagital ao epigástrio. Lobo esquerdo do fígado, veia cava inferior e artéria mesentérica superior como referências. Determinar informações sobre volume e conteúdo gástricos, líquido (imagem anecoica), sólido ou ar (interposição gasosa).

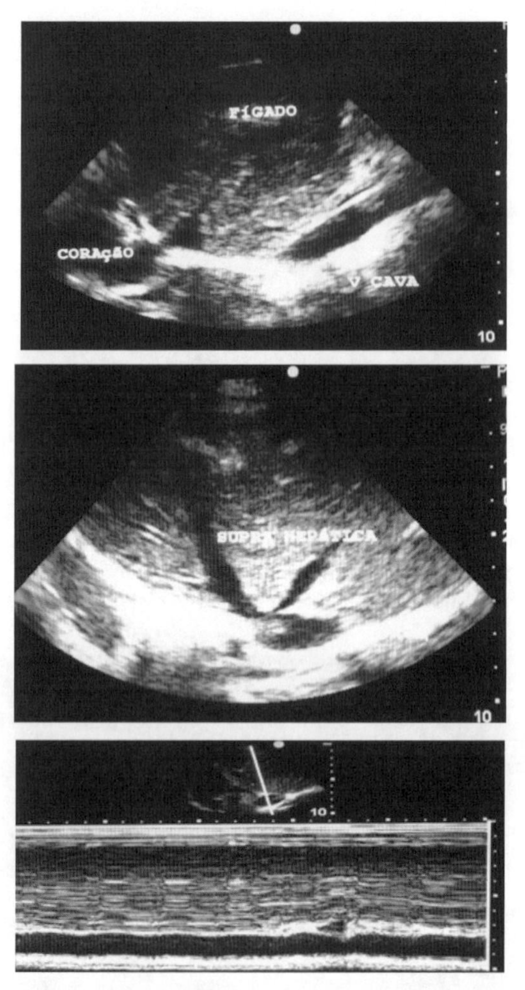

Figura 7. Avaliação hemodinâmica. Veia cava inferior (VCI). Probe convexo em região subxifoide, preferencialmente em paciente sob ventilação mecânica. O exame deve ser correlacionado à clínica e a outros dados de monitorização e repetido de maneira intermitente para acompanhamento dinâmico de resposta a fluidos. As medidas do diâmetro da VCI (< 15 mm), da variação do diâmetro com relação ao ciclo respiratório (Modo M) e a observação das veias supra-hepáticas podem auxiliar no diagnóstico do choque hipovolêmico e fluido responsividade.

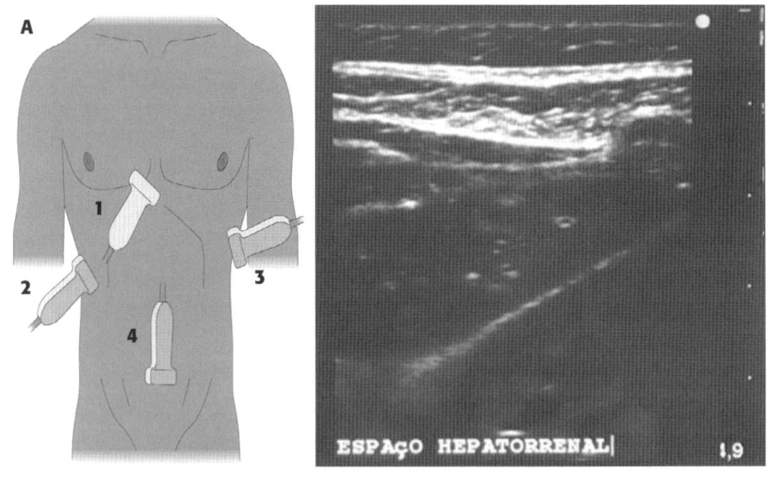

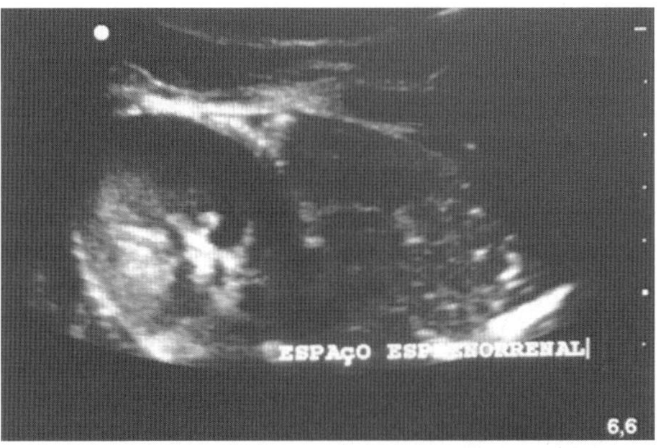

Figura 8. Focused Assessement with Sonography in Trauma (FAST). Indicação – trauma fechado instável; pode ser repetido se necessário; realizado simultaneamente às medidas de reanimação. A) Probe convexo (1-5 Hz); visão rápida (< 5 minutos). B) Sistematização das 4 regiões em ordem: 1. Pericárdio. 2. Espaço hepatorrenal (Morison). 3. Espaço esplenorrenal – menos sensível que o espaço hepatorrenal. 4. Pelve/fundo de saco de Douglas. C) Espaço esplenorrenal –avaliar com bexiga cheia, antes de sondar; lembrar do acúmulo fisiológico de líquido nas mulheres em idade reprodutiva. Imagens retroperitoneais são de difícil avaliação por US, não são objetivos do FAST.

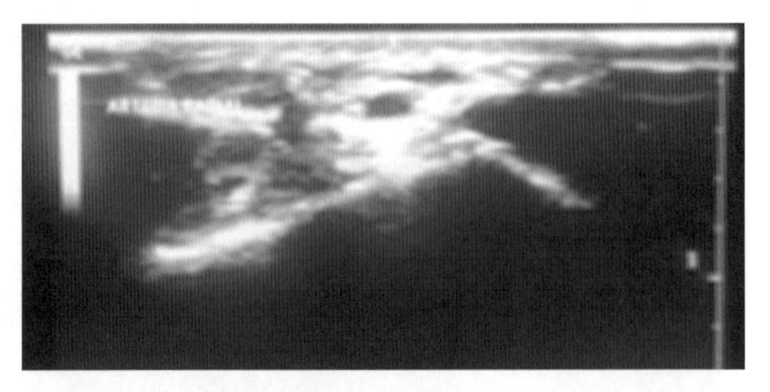

Figura 9. Arterial radial. Probe linear pequeno. Entre o processo estiloide do osso radio e o canal dos flexores, vaso pulsante (2-3 mm), com pequenas veias justapostas (modo cores), por vezes, compressível.

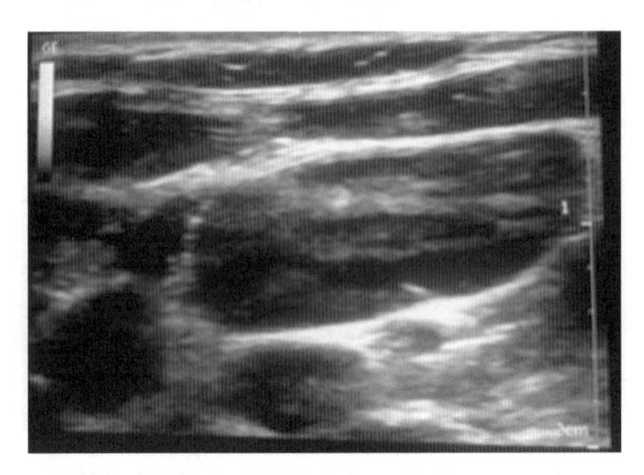

Figura 10. Veia jugular interna. Probe linear encapado para técnica asséptica (como demais acessos centrais); referências medial e lateral; orientação do transdutor em relação às estruturas anatômica sem eixo transversal (*out-of-plane*, fácil aprendizado) ou eixo longitudinal (*in-plane*, que possibilita visualização da progressão do fio-guia, e maior segurança); técnica de Seldinger. Localizada no triângulo de Sedillot (cabeça esternal do esternocleidomastoideo, cabeça clavicular do esternocleidomastoideo e clavícula); a veia encontra-se antero-lateralmente à artéria carótida interna, sendo um vaso compressível e distensível.

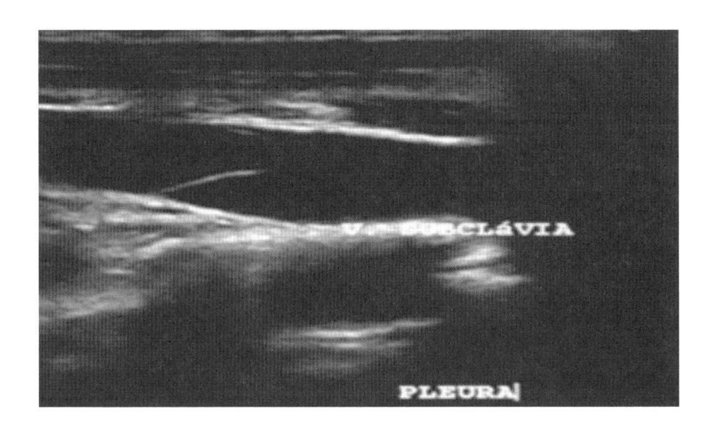

Figura 11. Veia subclávia. Probe linear locado na projeção infraclavicular. Imagem tubular anecoica longitudinal do vaso é dificultada pela sombra acústica da clavícula. Visualizar justaposição da pleura para que sejam evitados acidentes de punção.

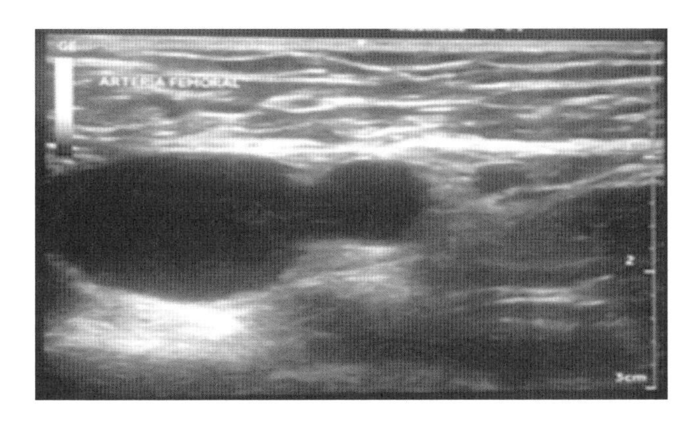

Figura 12. Veia femoral. Probe linear disposto ao longo da região inguinal. Imagem anecoica não pulsátil, compressível, nessa região o feixe vasculho-nervoso está disposto em veia-artéria-nervo, de medial para lateral.

- Figura 13 apresenta as janelas obtidas durante o protocolo BLUE de avaliação pulmonar.

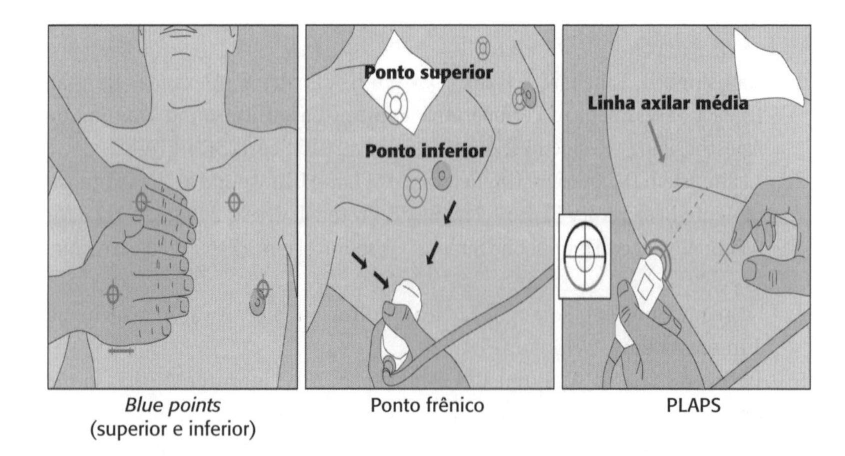

Blue points
(superior e inferior)

Ponto frênico

PLAPS

Figura 13. Avaliação pulmonar.

- Figura 14 é apresentada uma ilustração da técnica de cateterização venosa centralem via jugular interna com anatomia destacada.

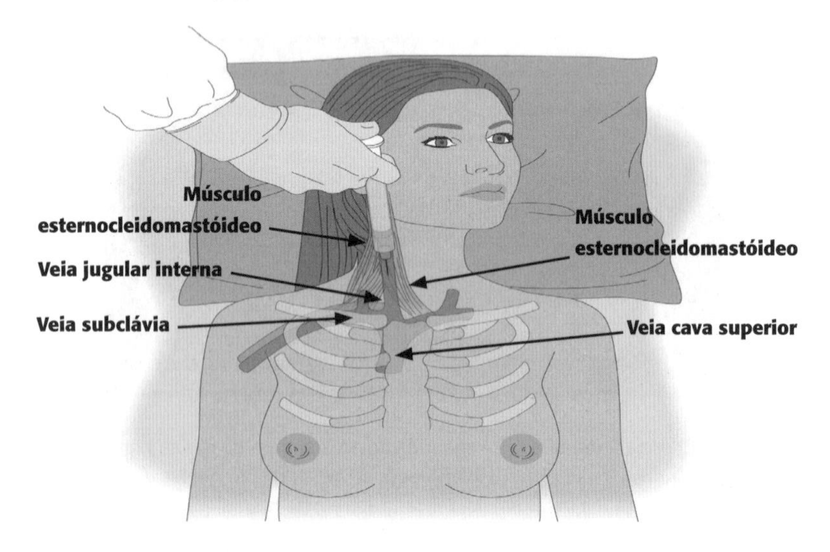

Figura 14. Referências anatômicas do acesso venoso central, via veia jugular interna – tríângulo de Sedillot.

REFERÊNCIAS

1. Ramsingh D, Rinehart J, Kain Z, Strom S, Canales C, Alexander B, et al. Impact Assessment of Perioperative Point-of-Care Ultrasound Training on Anesthesiology Residentes. Anesthesiology. 2015 Sep;123(3):670-82.
2. Lichtenstein DA, Mezière GA. Relevance of Lung Ultrasound in the Diagnosis of Acute Respiratory Failre – The BLUE Protocol. Chest. 2008;134:117-125.
3. ATLS: Advanced Trauma Life Support. Disponível em: <htpp:medlearn.com.br>.
4. Osman A,Sum KM. Role of upper airway ultrasound in airway management. J Intensive Care. 2016; Aug15;4:52.
5. Perlas A, Chan VW, Lupu CM, Mitsakasis N, Hanbridge A.Ultrasound assessment ofgastric contente and volume.Anesthesiology. 2009; Jul;111(1):82-9.

CAPÍTULO 28

Ultrassom cardíaco focado no trauma

Chiara Scaglioni Tessmer Gatto

OBJETIVO

Neste capítulo abordaremos o ultrassom cardíaco focado (FOCUS), definido pela Sociedade Americana de Ecocardiografia como um exame do sistema cardiovascular focado e objetivo. É realizado por um médico com experiência, utilizando o ultrassom como complemento do exame físico para diagnósticos diferenciais em situações clínicas específicas, especialmente em situações de urgência e emergência, como no trauma (ver Quadro 2).

DEFINIÇÕES

- O ultrassom focado ou US *point of care* é chamado de diversas maneiras, dependendo do contexto em que ele foi descrito, como RUSH ou FAST. Quando utilizado para avaliar câmaras cardíacas é chamado de FOCUS, FATE e FEEL.
- Estes protocolos têm o objetivo em comum de responder às seguintes perguntas: Porque meu paciente está instável hemodinamicamente e/ou em insuficiência respiratória? Como tratá-lo?
- O equipamento de ultrassom deve ser simples, portátil, com transdutor de frequência apropriada para adultos (2-6 MHz), marcadores que indicam a profundidade da imagem, imagem 2D com ajuste de ganho e profundidade.
- O exame deve ser rápido, qualitativo, focado no objetivo, a beira do leito, não invasivo e realizado por médico com treinamento em emergência (US *point of care*).

Quadro 1. Indicações FOCUS

Instabilidade hemodinâmica
Diagnóstico diferencial do tipo de choque
Sinais e sintomas de derrame pericárdico e/ou tamponamento cardíaco
Sinais e sintomas de insuficiência cardíaca
Complemento ao exame físico de paciente de urgência/emergência alto risco

AVALIAÇÃO

- A avaliação do sistema cardiovascular no FOCUS deve ser feita em cinco janelas (ver Figuras 1 a 3):

1. Subcostal 4 câmaras: obtida em decúbito dorsal, posição preferencial no paciente instável. No paciente não anestesiado, pode-se colocar coxins embaixo dos joelhos do paciente para ajudar no relaxamento dos músculos abdominais e facilitar o posicionamento do transdutor. O transdutor deve ser posicionado 1 a 2 cm abaixo do apêndice xifoide, ou levemente à direita da linha média do paciente, para utilizar o fígado como janela, com o apontador do transdutor para o lado esquerdo do paciente e com o feixe de ultrassom quase paralelo ao plano do tórax apontando para a nuca do paciente.

2. Subcostal veia cava inferior: a partir da janela subcostal 4 câmaras, deve-se colocar a imagem do átrio direito na tela e fazer uma rotação delicada no sentido anti-horário, de 60° a 90°, até que apareça a veia cava inferior entrando longitudinalmente no átrio direito.
3. Apical 4 câmaras: posiciona-se o transdutor sobre o ápice ventricular, em geral no 5° espaço intercostal, localizado a partir da linha hemiclaviclular esquerda até a linha hemiaxilar esquerda, podendo deslocar-se mais ou menos para a esquerda, dependendo do tamanho das cavidades ventriculares com o apontador direcionado para a esquerda e o feixe de ultrassom para o dorso esquerdo do paciente. Essa janela é mais facilmente obtida em decúbito lateral esquerdo.
4. Paraesternal eixo longo: posiciona-se o transdutor no 2° ou 3° espaço intercostal esquerdo, bem próximo ao esterno, com o apontador do transdutor e o feixe de ultrassom apontando para o ombro direito do paciente. Essa janela é mais facilmente obtida em decúbito lateral esquerdo.
5. Paraesternal eixo curto: a partir da janela paraesternal eixo longo, faz-se uma rotação no sentido horário de 90° com o apontador direcionado para o ombro esquerdo do paciente e o feixe de ultrassom para a coluna dorsal, otimizando a melhor posição do transdutor que visualize o ventrículo esquerdo no seu eixo curto, na altura médio-papilar. Essa janela é mais facilmente obtida em decúbito lateral esquerdo.

- Para ampliar as possibilidades diagnósticas nas patologias pulmonares, que afetam o sistema cardiovascular, pode-se realizar a imagem sonográfica pleural bilateral (ver Figuras 1 a 3).
- Como realizar o ultrassom cardíaco focado?
  - Excluir patologias óbvias de instabilidade hemodinâmica (p. ex., derrame pericárdico com restrição, disfunção ventricular, etc.).
  - Avaliar espessura e dimensões das câmaras cardíacas, principalmente avaliando as câmaras esquerdas em comparação com as direitas, as quais são menores normalmente.
  - Avaliar contratilidade biventricular.
  - Visualizar as pleuras.
  - Correlacionar os achados sonográficos ao contexto clínico (Quadros 2 e 3).

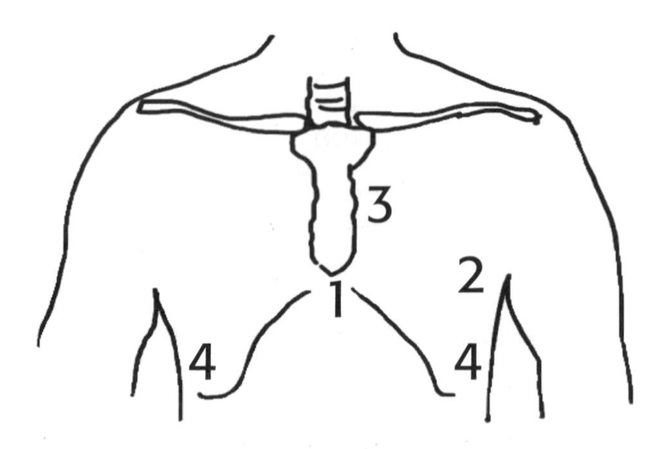

Figura 1. Posições do transdutor para adquirir as janelas do protocolo de ultrassom cardíaco focado: (1) subcostal, (2) apical, (3) paraesternal e (4) pleural.

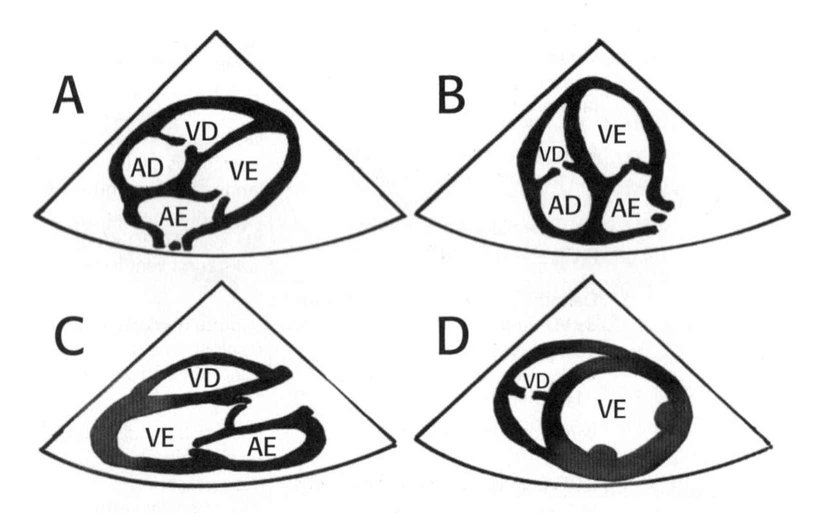

Figura 2. Janelas cardíacas adquiridas no protocolo de ultrassom focado: a) Janela subcostal 4 câmaras. b) Janela apical. c) Janela paraesternal eixo longo. d) Janela paraesternal eixo curto.

AD: átrio direito; AE: átrio esquerdo; VD: ventrículo direito; VE: ventrículo esquerdo; AO: aorta.

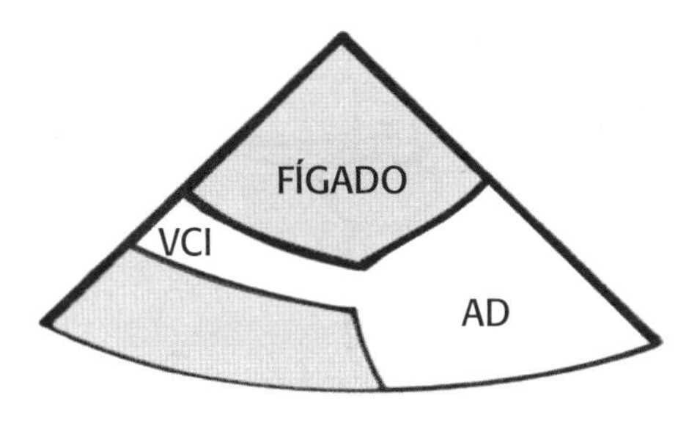

Figura 3. Janela subcostal veia cava inferior.

AD: átrio direito, VCI: veia cava inferior.

Quadro 2. Diagnóstico diferencial do choque com auxílio do FOCUS

TIPO DE CHOQUE	FOCUS	TRATAMENTOS
1. Hipovolêmico	Ventrículos hiperdinâmicos DDFVE e DSFVE diminuídos VCI colapsável e estreita Derrame pleural (se sangramento intratorácico)	Fluidos e/ou hemocomponentes
2. Cardiogênico	Hipocontratilidade VE e/ou VD VCI pouco ou não colapsável e dilatada Derrame pleural e/ou edema pulmonar (possível)	Vasodilatadores e/ou Inotrópicos e/ou Inodilatadores e/ou Óxido nítrico e/ou BIA e/ou ECMO e/ou assistência ventricular
3. Obstrutivo	Derrame pericárdico com restrição de VD ou pneumotórax VE hiperdinâmico VCI pouco ou não colapsável e dilatada	Suporte hemodinâmico e respiratório e drenagem pericárdica ou pleural
4. Distributivo	Ventrículos hiperdinâmicos (sepse precoce) DDFVE normal e DSFVE diminuídos VCI colapsável e tamanho normal Derrame pleural (se infeção pulmonar)	Suporte hemodinâmico e respiratório Vasopressores (noradrenalina e/ou vasopressina)

DDFVE: diâmetro diastólico final ventrículo esquerdo; DSFVE: diâmetro sistólico final ventrículo esquerdo; VCI: veia cava inferior; BIA: balão intra-aórtico; ECMO: oxigenação por membrana extracorpórea; VD: ventrículo direito; VE: ventrículo esquerdo.

Quadro 3. Associação das imagens do FOCUS com possíveis patologias a serem consideradas

FOCUS	POSSÍVEIS PATOLOGIAS ASSOCIADAS
1. Derrame pericárdico	Trauma cardíaco (p. ex., dissecção de aorta), PO cirurgia cardíaca, insuficiência renal, infecção, perfuração de VD (trauma penetrante).
2. Dilatação e/ou disfunção de VD	TEP, infarto de VD, hipertensão pulmonar, sobrecarga de volume, cardiomiopatia dilatada, contusão miocárdica
3. Dilatação e/ou disfunção de VE	Isquemia miocárdica, cardiomiopatia dilatada, insuficiência aórtica e/ou mitral, IC sistólica, contusão miocárdica
4. Hipertrofia VE	Estenose aórtica, cardiomiopatia hipertrófica assimétrica, HAS
5. Hiperdinamismo VE (*papilar kissing**)	Hipovolemia, sangramento, SIRS, sepse, hipertrofia ventricular esquerda, excesso de inotópicos)
6. Veia cava inferior dilatada	Disfunção VD, pneumotórax, derrame pericárdico, sobrecarga de volume
7. Veia cava inferior colapsável e diminuída	Se hipotenso e/ou baixo débito provavelmente responsivo a infusão de fluidos
8. Derrame pleural	Infecção, ICC, dissecção/rotura aorta
7. Pneumotórax	Traumático, pós-punção, espontâneo, DPOC

PO: pós-operatório; VD: ventrículo direito; TEP: tromboembolismo pulmonar; VE: ventrículo esquerdo; IC: insuficiência cardíaca; HAS: hipertensão arterial sistêmica; DPOC: doença pulmonar obstrutiva crônica. **Papilar kissing* = situação em que os músculos papilares se encostam durante a sístole ventricular.

OBSERVAÇÕES

- O exame focado não tem como objetivo o diagnóstico definitivo, e os tratamentos se resumem à infusão de fluídos, administração de vasopressores e/ou inotrópicos e apontar situações de drenagem pericárdica e/ou pleural com risco iminente de óbito. No contexto do trauma, por exemplo, aplica-se a paciente vítima de trauma torácico fechado, instável hemodinamicamente, referindo dor torácica e dorsal, com perda de pulso da artéria radial esquerda.
- O FOCUS demonstra derrame pericárdico e derrame pleural esquerdo e a hipótese diagnóstica é de dissecção/rutura traumática de aorta.
- Enquanto se estabiliza o paciente clinicamente, deve-se solicitar o ecotransesofágico (ou tomografia, se o paciente estiver estável) à beira do

leito para realizar o diagnóstico definitivo, pois a partir desse diagnóstico o paciente será submetido a uma cirurgia de grande porte, em que o diagnóstico padrão-ouro é fundamental.

- O uso do FOCUS em situações de urgência e emergências tem o potencial de alterar o manejo dos pacientes de forma crucial para o melhor desfecho.

REFERÊNCIAS

1. Coker BJ, Zimmerman JM. Why Anesthesiologists Must Incorporate Focused Cardiac Ultrasound Into Daily Practice. Anesth Analg. 2017;124(3):761-5.
2. Spencer KT, Kimura BJ, Korcarz CE, Pellikka PA, Rahko PS, Siegel RJ. Focused cardiac ultrasound: recommendations from the American Society of Echocardiography. J Am Soc Echocardiogr. 2013;26(6):567-81.
3. Zimmerman JM, Coker BJ. The Nuts and Bolts of Performing Focused Cardiovascular Ultrasound (FoCUS). Anesth Analg. 2017;124(3):753-60.
4. Jensen MB, Sloth E, Larsen KM, Schmidt MB. Transthoracic echocardiography for cardiopulmonary monitoring in intensive care. Eur J Anaesthesiol. 2004;21(9):700-7.

CAPÍTULO 29

Transporte do paciente crítico

Milton Gotardo

OBJETIVO

Proporcionar ao paciente maior segurança, minimizar os possíveis riscos adicionais no transporte, viabilizar e treinar recursos humanos e reduzir custos operacionais, mantendo a qualidade de atendimento.

CAMPO DE APLICAÇÃO

- Unidade de emergência referenciada.
- Centro cirúrgico.
- Unidades de terapia intensiva (UTI).

CAMPO DE ATUAÇÃO

- Transporte de pacientes da unidade de emergência referenciada.
- Transporte de pacientes do centro cirúrgico.
- Transporte de pacientes das UTI.
- Transporte de pacientes para outros institutos.
- Transporte de pacientes para outros hospitais.

FINALIDADE DO TRANSPORTE

- Proporcionar transporte de pacientes críticos estáveis.
- Proporcionar transporte de pacientes críticos instáveis, após avaliação de equipe médica quanto ao custo/benefício para o paciente.
- Acompanhar pacientes críticos para exames e/ou avaliações.

COMPOSIÇÃO DA EQUIPE

- Médico anestesiologista.
- Enfermeiro(a).
- Técnico de enfermagem.
- Fisioterapeuta.

Observação: requisito básico para composição da equipe: treinamento, conhecimento e capacitação.

EQUIPAMENTOS BÁSICOS DE TRANSPORTE

Equipamentos adequados e com *check-list* cruzado no *briefing*, transporte e *debriefing*, pela equipe.

- Maca de transporte compatível.
- Equipamentos mínimos para realização do transporte: monitor multiparamétrico, ventilador, bombas de infusão, sistemas de aquecimento e outros que se fizerem necessários.
- Equipamentos em redundância, quando necessários.
- Maleta de suporte checada.

- Maleta de medicamentos checada.
- *Check-list* do equipamento prévio, no transporte e no final do transporte.

PERCURSO

- Comunicação prévia entre origem e destino.
- Traçar a rota mais curta.

COMPETÊNCIA MÉDICA DO ANESTESIOLOGISTA

- Ser o responsável pelo transporte.
- Checar equipe (mínimo duas pessoas + médico).
- Ter conhecimento do equipamento a ser operacionalizado.
- Pré-transferência:
  - realizar um *briefing* de *check-list* com a equipe;
  - checar os dados e o prontuário do paciente a ser transportado;
  - checar o histórico pregresso, a doença atual e os procedimentos realizados;
  - avaliar parâmetros hemodinâmicos prévios.
- Checar: estado neurológico, vias aéreas, sistema ventilação-pulmão, hemodinâmica circulatória, drogas vasoativas e drogas de sedação.
- Certificar-se da comunicação de destino.
- Em trânsito:
  - checar parâmetros ventilatórios e hemodinâmicos;
  - checar equipamentos.
- No destino:
  - passagem para a equipe médica de destino;
  - descrição sucinta sobre história do paciente e procedimentos realizados;
  - relato de intercorrências no transporte;
  - realizar *briefing* com a equipe, após transporte.

REFERÊNCIAS

1. Holleran RS, Wolfe AC, Frakes MA. Patient Transport. Principles & Practice. ASTNA. 2018.
2. Japiassú AM. Transporte Intra-Hospitalar de pacientes Graves. Revista Brasileira de Terapia Intensiva. 2005;17(3):217-20.
3. Keebler JR, Lazzara EH, Misasi P. Human Factors and Ergonomics of Prehospital Emergency Care. CRC Press: Cleveland, 2017.

4. Pereira Júnior GA, Nunes TL, Basile-Filho A. Transporte do Paciente Crítico. Medicina. Ribeirão Preto. 2001;34:143-53.
5. Pons PT, Markovchick VJ. Prehospital Care – Pearls and Pitfalls. People´s Medical Publishing House: Beijing, 2012.
6. Silva R, Amante LN. Checklist para o Transporte Intra-Hospitalar de Pacientes Internados na Unidade de Terapia Intensiva. 2015;24(2):539-47. Disponível em: http://www.scielo.br/pdf/tce/v24n2/pt_0104-0707-tce-24-02-00539.pdf. Acesso em 17 set. 2018.
7. Sociedade Portuguesa de Cuidados Intensivos. Guia para o Transporte de Doentes Críticos. Disponível em: http://www.medynet.com/usuarios/jraguilar/transporte%20de%20pacientes%20criticos%20portugues.pdf. Acesso em 17 set. 2018.

CAPÍTULO 30

Cuidados com o potencial doador de orgãos

Fabrício Boechat do Carmo Silva

OBJETIVO

O anestesiologista compõe uma equipe multiprofissional que presta cuidados ao potencial doador, visando otimizar a qualidade dos órgãos doados e maximizar o número de órgãos transplantados.

AVALIAÇÃO

- O Quadro 1 apresenta as alterações dos sistemas orgânicos do potencial doador.

Quadro 1. Alterações nos sistemas orgânicos do potencial doador e suas respectivas consequências

Disfunção endócrina	Diminuição dos níveis séricos de ACTH, cortisol, TSH, T3, ADH, insulina, diabetes insípido, hipotireoidismo, insuficiência adrenal, hiperglicemia
Perda da regulação hipotalâmica da temperatura	Hipotermia
Alterações do sistema cardiovascular	Tempestade catecolaminérgica (hipertensão, taquicardia, arritmias, edema agudo de pulmão), vasoplegia, hipotensão, hipoperfusão tecidual
Injúria pulmonar	Atelectasia, pneumonia, intubação prolongada, trauma pulmonar, resposta inflamatória
Disfunção renal	Uso de vasoconstrictores, instabilidade hemodinâmica
Desarranjos metabólicos	Distúrbios acidobásicos. Acidose metabólica: hipoperfusão tecidual, acidose hiperclorêmica. Alcalose respiratória: uso de diuréticos, hiperventilação
Coagulopatia	Liberação tecidual de tromboplastina, diluição de fatores da coagulação, hipotermia, acidose. CIVD

ACTH: hormonio adrenocorticotrófico; TSH: hormonio tireoestimulante; ADH: hormonio antidiurético; CIVD: coagulação intravascular disseminada.

MANEJO PERIOPERATÓRIO DO POTENCIAL DOADOR DE ÓRGÃOS-METAS

- Checagem dos Termos de Declaração de Morte Encefálica e Consentimento Informado.
- Monitorização básica acrescida de linha arterial invasiva e cateter venoso central.
- Gasometrias recentes para correção de possíveis distúrbios hidreletrolíticos e acidobásicos, visando um equilíbrio hidreletrolítico adequado (Quadro 2). Essa medida ajuda evitar o aparecimento de arritmias.

Quadro 2. Valores de gasometria

pH: 7,35-7,45	Ca^{++}: 4,5-5,5 mEq/L
Na^{+}: 140-150 mEq/L	Mg^{++}: 1,5-1,9 mEq/L
K^{+}: 3,5-5,0 mEq/L	PO^{4}: 2,7-4,5 mg/dL

- Terapia hormonal de início após diagnóstico de morte encefálica (Quadro 3).

Quadro 3. Terapia hormonal

DROGA	DOSAGEM
Metilprednisolona	15 mg/Kg, EV, *bolus*
Vasopressina	1 UN, EV, *bolus* Manutenção: 0,5-2,5 UN/h (1ª opção como vasoconstrictor)
Tri-iodotironina (T3)	4 µcg, EV, *bolus* Manutenção: 3 µcg/h
Insulina	1 UN/h Titular para glicemia de 4 a 8 mmol/L

- Otimização hemodinâmica guiada por metas (Quadro 4).

Quadro 4. Metas de otimização hemodinâmica

FC: 60-120 bpm	CVP: 6-10 mmHg
PAS: > 100 mmHg	PAWP: 6-10 mmHg
PAM: > 70 mmHg	IC: > 2,4 L/min/cm^2
RVS: 800-1200 dynas/s/cm^5	SVcO2: 70%

- O uso de bloqueadores neuromusculares pode ser considerado, pois promove prevenção de movimentos indesejáveis por reflexos espinhais remanescentes. O uso de opioides e halogenados com o intuito de amortecer a resposta catecolaminérgica e a injúria de isquemia/reperfusão ainda é discutível e necessita de melhores evidências.
- Manutenção da temperatura corporal entre 35°C e 37,5°C.
- Uso de estratégias protetoras de ventilação pulmonar (Quadro 5);

Quadro 5. Estratégias protetoras de ventilação pulmonar

VC: 6-8 mL/kg
PEEP: 5-10 mmHg
Menores valores de FiO2 para PaO^2 > 10 KPa ou 75 mmHg
Manobras de recrutamento alveolar

- Para doação de pulmão há a necessidade de broncoscopia com LBA e toalete brônquico, com balanço hídrico negativo sempre que possível.
- Manutenção do débito urinário de 0,5 a 2,5 mL/kg/h, em caso > 4 mL/kg/h associado à hipernatremia, considerar diabetes insípido. Nesse caso, é indicado o uso de DDAVP, 2-6 µcg, EV, *bolus*, em intervalos de 6 a 8 horas, titulando diurese para 300 mL/h e RVS 800-1200 dynas/s/cm5, se o potencial doador estiver portando um cateter de artéria pulmonar.

CONSIDERAÇÕES FINAIS

- Inúmeras considerações logísticas, éticas, emocionais e custo-afetivas se impõem a retiradas de órgãos em paciente doador após morte encefálica. Entretanto, todos os esforços devem ser feitos para prover os cuidados críticos nesses pacientes, em tempo, para maximizar e beneficiar o maior número de potenciais receptores.

REFERÊNCIAS

1. Findlater C, Thomson EM. Organ Donation and management of the potencial organ donor. Anaesth & Intensive Care Med. 2015;16(7):315-320.
2. Dupuis S, Amiel JA, Desgroseilliers M, Williamson DR, Thiboutot Z, Serri K. Corticosteroids in the management of brain-dead potencial organ donors: a systematic review. Br J Anaesth. 2014;113(3):346-359.
3. Malinoski D, Sally M. Current Research on Organ Donor Management. Anesthesiology Clin. 2013;31:737-748.
4. Sherrington A, Smith M. International perspectives in the diagnosis of brain death in adults. Trends in Anaesth & Critical Care. 2012;2:48-52.
5. Foot C, Freeman WD, Fraser J, Linos K. Care of the brain-dead organ donor. Cur Anaesth & Critical Care. 2007;18:284-294.

CAPÍTULO 31

Tratamento de dor no trauma

Fernanda Marques Ferraz de Sá

OBJETIVO

No paciente politraumatizado a dor é frequentemente subtratada. Esses pacientes apresentam uma ampla faixa de idades e uma complexa associação de lesões e mecanismos de trauma. Logo, o anestesiologista deve ser habilidoso em prover a analgesia necessária e adequada a cada momento.

EFEITOS DA DOR

- Provoca aumento de hormônios catabolizantes, diminuição de anabolizantes, complicações pulmonares, maior trabalho cardiovascular, imobilidade, estase, trombose e imunossupressão.

PONTOS IMPORTANTES

- A hipotensão em resposta a analgésicos opioides pode indicar hipovolemia e deve induzir a busca de hemorragia ocultas enquanto ocorre a ressuscitação.
- Bloqueios de neuroeixo tem papel restrito, principalmente nos traumas de alta energia.
- Os bloqueios regionais guiados por ultrassom ganham importância pela menor repercussão hemodinâmica, maior segurança e por conseguir atingir níveis satisfatórios de controle álgico no pós-operatório, possibilitando mobilização precoce e reabilitação com fisioterapia.
- Bloqueios regionais não profundos, guiados por ultrassom, podem ser realizados em pacientes com discrasias sanguínea leves.
- A dor neuropática surge quando há lesão direta em um nervo sensorial; sendo comum nas amputações, trauma raquimedular, esmagamentos e queimados. Esse tipo de dor responde pouco aos analgésicos utilizados para dor somática, portanto, o uso de antagonistas de receptores de N-metil D-aspartato (NMDA) no intraoperatório e a instituição precoce de tratamento com anticonvulsivantes e antidepressivos deve ser lembrada para prevenção da cronificação da dor.
- A analgesia venosa controlada pelo paciente deve ser monitorada quanto a funções renal (opioides hidrofílicos) e hepática (opioides lipofílicos), à ocorrência de íleo adinâmico, à sedação e à depressão respiratoria.
- O uso de anti-inflamatórios não esteroides (AINES) é limitado nesses casos por conta da soma de fatores que predispõem à lesão renal, como hipovolemia, desidratação, hipo/hipertensão, insuficiência cardíaca, hipoperfusão, idade, uso de antibióticos.
- Analgesia multimodal proporciona melhor controle global de dor, pois utiliza medicações e técnicas que agem em diferentes vias nociceptivas.
- Solicitar seguimento pós-operatório junto aos serviços especializados de tratamento de dor.

- As Tabelas 1 e 2 apresentam a relação de fármacos e suas utilizações no tratamento da dor no trauma.

Tabela 1. Fármacos para analgesia perioperatória

DROGA	APRESENTAÇÃO	QUANTIDADE	DILUENTE	CONCENTRAÇÃO	DOSAGEM
Dipirona EV	500 mg/mL (ampola com 2 mL)	1.000 mg	-	-	20-50 mg/kg, 6/6 h
Dexametasona EV	4 mg/mL (ampola com 2,5 mL)	10 mg	-	-	4-20 mg/dia
Sufentanil EV	50 mcg/mL (ampola com 1 mL)	50 mcg	-	-	Indução: 0,25-2 mgc/kg Cont: 0,5-1,5 mgc/kg/h
Remifentanil EV	2 mg (FA sólido)	2 mg	SF 0,9% 100 mL	20 mcg/mL	0,01-0,25 mcg/kg/min
Metadona EV	10 mg (ampola com 1 mL)	10 mg	SF 0,9% 9 mL	1 mg/mL	0,1 mL/kg a cada 4-6 h
Tramadol EV	50 mg/mL (ampola com 2 mL)	100 mg	SF 0,9% 100 mL	1 mg/mL	50-100 mg a cada 4-8 h
Morfina EV	10 mg/mL (ampola com 1 mL)	10 mg	SF 0,9% 9 mL	1 mg/mL	2-5 mg, titulada até melhora da dor

Tabela 2. Anestésicos locais e adjuvantes – bloqueios regionais

DROGA	APRESENTAÇÃO	QUANTIDADE	DILUENTE	CONCENTRAÇÃO	DOSE
Levobupiva-caína	0,5% com/sem vasoconstrictor (FA com 20 mL)	100 mg	SF 0,9%	0,125% a 0,25%	Máx = 3 mg/kg
Ropivacaína	0,75% (FA com 20 mL)	150 mg	SF 0,9%	0,2% a 0,375%	Máx = 3 mg/kg
Morfina peridural	2 mg (ampola com 2 mL)	2 mg	-	-	30-70 mcg/kg
Fentanil peridural	100 mcg (ampola com 2 mL)	100 mcg	-	-	1-2 mcg/kg
Clonidina peridural	150 mcg (ampola com 1 mL)	150 mcg	-	-	1-2 mcg/kg

REFERÊNCIAS

1. Miller RD. Miller's Anesthesia. 8 ed. Philadelphia, PA: Churchill Livingstone/ Elsevier, 2015.
2. Fishman SM, Ballantyne JC, Rathmell JP. Bonica's Management of Pain, 4th Ed. Philadelphia, Lippincott Williams & Wilkins, 2012.

CAPÍTULO 32

Anestesia no politraumatizado pediátrico

Josyanne Balarotti Pedrazzi Sampaio
Ana Paula de Carvalho Canela Balzi

OBJETIVO

Discorrer sobre as principais medidas a serem executadas no tratamento do trauma na faixa etária pediátrica, lembrando que o trauma crânio encefálico (TCE) é a primeira causa de mortalidade e o trauma torácico é a segunda, sobretudo devido ao sangramento nesse público.

AVALIAÇÃO PRIMÁRIA DO POLITRAUMATIZADO PEDIÁTRICO

São procedimentos iniciais e urgentes para o anestesiologista executar:

- Conhecer o peso da criança ou estimá-lo pela idade e altura (Tabela 1).
- Garantir a via aérea segura e protegida para otimizar a oxigenação e a ventilação (Tabela 2).
- Avaliar o estado volêmico que inclui o cálculo da volemia (Tabela 3).
- Manter a temperatura corporal com uso de mantas térmicas e monitorá-la com o termômetro esofágico.
- Otimizar a pressão de perfusão cerebral (PPC) nas crianças com TCE instituindo as medidas terapêuticas precoces e efetivas (Tabela 4), bem como manter cabeceira elevada, evitar hipotensão arterial e alterações da $PaCO_2$.

Tabela 1. Formas de estimar o peso da criança por idade ou altura

IDADE (ANOS)	EQUAÇÃO (PESO EM KG)
< 8 anos	(Idade × 2) + 9
> 9 anos	Idade × 3
Sem a informação da idade, a estimativa do peso é possível por meio da medida do comprimento da criança, usando a Cinta de Broselow ou uma fita métrica comum associada ao aplicativo PediHelp.	

Tabela 2. Modo de conduzir a ISR e a ventilação mecânica protetora na criança com múltiplos traumatismos

<table>
<tr><th>IDADE</th><th colspan="2">TET SEM CUFF</th><th colspan="2">TET COM CUFF</th></tr>
<tr><td>RNPT</td><td colspan="2">2,5 – 3,0</td><td colspan="2">---</td></tr>
<tr><td>RNT</td><td colspan="2">---</td><td colspan="2">3,0</td></tr>
<tr><td>Lactente até 1 ano</td><td colspan="2">---</td><td colspan="2">3,5</td></tr>
<tr><td>1-2 anos</td><td colspan="2">---</td><td colspan="2">4,0</td></tr>
<tr><td>> 2 anos</td><td colspan="2">---</td><td colspan="2">(Idade/4 + 4) – 0,5</td></tr>
<tr><td colspan="5">• Após escolhido TET, e conforme idade da criança, deixar disponível outros dois TETs com cuff de 0,5 mm acima e abaixo do tamanho escolhido.</td></tr>
<tr><td colspan="5">• Distância (cm) adequada da ponta do TET até o lábio da criança</td></tr>
<tr><td>RNPT =
6-9 cm</td><td>RNT =
10 cm</td><td>Lactente =
11 cm</td><td>1-2 anos =
12 cm</td><td>> 2 anos =
(Idade/2) + 12 cm</td></tr>
<tr><td colspan="5">• Antes de tentar acesso mecânico à via aérea da criança, descartar OVACE e pré-oxigenar.</td></tr>
</table>

• Técnica IOT (laringoscopia direta + ISR + Jaw Thrust + imobilização em alinhamento neutro da coluna cervical + pró-clive).
• Conferir IOT (antes de fixar TET, nas trocas de posição da criança e dessaturação da criança intubada) por ausculta CPP, capnografia/capnometria colorimétrica, cufômetro (20-25 cmH_2O).
• Uso do mnemônico = não seja um DOPE (Deslocamento, Obstrução, Pneumotórax, Equipamento falhou) ajuda lembrar as causas mais comuns de piora na criança intubada.
• Não se aplica manobra de *Sellick* e não se usa cânula de *Guedel* no politrauma pediátrico.
• Ventilação protetora = FR conforme idade + VC (6 – 8 mL/kg).

AGENTES ANESTÉSICOS PARA ISR	DOSE (EV/IO)
Propofol	2-3 mg/kg
Etomidato	0,2-0,3 mg/kg
Lidocaína	0,5-1 mg/kg
Ketamina	1-3 mg/kg
Succinilcolina*	1-2 mg/kg
Atropina	0,02 mg/kg
Rocurônio	0,9-1,2 mg/kg

TET: tubo endotraqueal; ISR: intubação em sequência rápida; RNPT: recém-nascido pré-termo; RNT: recém-nascido a termo; IOT: intubação orotraqueal; OVACE: obstrução alta da via aérea por corpo estranho; FR: frequência cardíaca; VC: volume corrente; CPP: campos pleuro pulmonares

*Contraindicações: distrofias musculares, queimaduras com 24 horas ou mais de evolução, atrofia de desuso, desordem neuromuscular, imobilização prolongada, hipercalemia (> 5,5 mEq/dL), suspeita/história pregressa hipertermia maligna.

Tabela 3. Parâmetros cardiorrespiratórios, débito urinário e a volemia na criança segundo a faixa etária

PARÂMETROS CARDIORRESPIRATÓRIOS	< 2 ANOS	3-4 ANOS	5-16 ANOS
FR (ipm)	30-40	20-30	14-20
Pulso (bpm)	< 140 (80-140)	< 120 (70-120)	< 100 (60-100)
PAS (mmHg)	55-90	80 + (2 × idade [anos])	
PAD (mmHg)	35-65	2/3 PAS	
Débito urinário (mL/kg/h)	2	1,5	1
Volemia (mL/kg)	85-90	70	65-70

PAD: pressão arterial diastólica; PAS: pressão arterial sistólica; FR: frequência cardíaca.

Tabela 4. Metas intraoperatórias no manejo do TCE pediátrico

TAREFAS	RECOMENDAÇÕES
Suporte ventilatório	Manter PaO^2 > 60 mmHg e $PaCO^2$ 35 - 40 mmHg (monitorização pelo $ETCO^2$ não é precisa no politrauma); hiperventilação ($PaCO^2$ < 30 mmHg) útil apenas na iminência da herniação cerebral ou temporariamente para o relaxamento cirúrgico do cérebro. PEEP pode aumentar a PIC por obstrução ao retorno venoso, mas pode ser necessária, pois também deve-se evitar hipoxemia intraoperatória.
Monitorizar PIC	Indicada quando a pontuação em ECG for < 8, pois ajuda a reduzir o tamanho da lesão cerebral secundária. PIC > 20 mmHg requer intervenção imediata. PPC deve ser > 40 mmHg, preferencialmente adequada a cada caso com auxílio de monitorização neurológica multimodal, considerando a possível disfunção dos mecanismos autorregulatórios cerebrais.
Posicionamento da cabeça	Cabeceira da cama elevada 30°. Posição alinhada e neutra da cabeça do paciente, facilitando retorno venoso, que contribui para redução da PIC.
Hidratação endovenosa	Manter euvolemia. Usar solução salina 0,9%, soluções com glicose para tratar hipoglicemia (glicose sérica 70 mg/dL ou menos). Evitar albumina. Glicemia capilar não é precisa no politrauma.
Terapia hiperosmolar	Manitol 0,25-1 g/kg, EV, em *bolus*, para tratar PIC > 20 mmHg ou SSH 3% 5 mL/kg, EV, em 5-10 minutos.
Hemodinâmica	Monitorizar a PAI. Evitar hipotensão arterial. Usar agentes vasoativos (fenilefrina, noradrenalina, dopamina) para tratar hipotensão arterial: Fenilefrina 0,1-1 μg/kg/min (solução de 40 ou 60 μg/mL), EV. Noradrenalina 0,1-2 μg/kg/min (solução de 32 ou 64 μg/mL), EV. Dopamina 5-10 μg/kg/min (solução de 800, 1000 ou 1600 μg/mL), EV.
Hipotermia	Evitar hipotermia e febre.
Profilaxia anticonvulsivante	Instituir nos primeiros 7 dias do TCE moderado a grave, principalmente se houver contusões ou hematomas intradurais. Fenitoína 20 mg/kg/dose ataque EV; manutenção 2 mg/kg/dose, EV, cada 8 horas (administração lenta = 1 mg/kg/min).
Corticosteroides	Não usar

<table>
<tr><th>TAREFAS</th><th colspan="2">RECOMENDAÇÕES</th></tr>
<tr><td rowspan="7">Hemotransfusão/ hemocomponentes/ ATX</td><td>Manter Hb 7-10 g/dL</td><td>4 mL/kg CH pode aumentar Hb em 1 g/dL.</td></tr>
<tr><td>EXtem MCF < 45 mm (FIBtem > ou igual 10 mm)
OU contagem plaquetas
< 50.000 µL</td><td>Criança < 15 kg: 20 mL/kg da aférese de plaquetas;
> 15 kg: 1 aférese de plaquetas.</td></tr>
<tr><td>FIBtem MCF < 8 mm ou FIBtem A10 < 6 mm
OU dosagem fibrinogênio
< 150 mg/dL)</td><td>30-40 mg/kg concentrado de fibrinogênio EV em 20 min.</td></tr>
<tr><td>Atividade FXIII < 30%</td><td>20 UI/kg concentrado de FXIII EV;
Ou 1 U crioprecipitado para cada 10 kg de peso (nível de fibrinogênio deve ser corrigido primeiro).</td></tr>
<tr><td>EXtem CT > 100 s
OU INtem CT > 260 s
OU RNI > 2,0
OU sangramento contínuo refratário ao tratamento</td><td>30 mL/kg PFC</td></tr>
<tr><td>EXtem ML > 15%</td><td>< 12 anos: ATX 20 mg/kg/dose ataque em 10 min EV; manutenção 2 mg/kg/h em 8 horas, EV, ou até parar o sangramento.
> 12 anos: ATX 1 g dose ataque em 10 min, EV; manutenção 1 g em 8 horas, EV.</td></tr>
<tr><td colspan="2">Checar e otimizar cálcio sérico, pH, temperatura.</td></tr>
</table>

TCE, trauma cranioencefálico; PIC, pressão intracraniana; PEEP: pressão positiva expiratória final; ECG: escala de coma de Glasgow; PAI, pressão arterial invasiva; EV: endovenosa; Hb: hemoglobina; CH: concentrado de hemácias; MCF: ; CT: ; ATX: ácido tranexâmico; FXII: ; RNI: razão normalizada internacional; PFC: plasma fresco congelado; PaO2: pressão parcial arterial de oxigênio; PaCO2 pressão parcial arterial de gás carbônico; PPC: pressão de perfusão cerebral; SSH: solução salina hipertônica;

- Avaliação mais completa do sangramento maciço inclui:
  - Reposição adequada da volemia com Ringer lactato e/ou solução salina 0,9% (preferido nos casos de TCE, por se tratar de solução isotônica) e concentrado de hemácias aquecidos a 37°C (tipo O negativo ou tipo ABO

compatível quando é possível aguardar as provas cruzadas) por via EV ou intraóssea, para restaurar e manter o débito cardíaco e a perfusão dos tecidos (Quadro 1).

- Acionar o protocolo institucional para o manejo do sangramento maciço na criança, permitindo que o banco de sangue e o laboratório de análises trabalhem com celeridade para o tratamento da hipovolemia e coagulopatia associadas ao politrauma (Tabela 5).
- Considerar uso preemptivo do ATX e do concentrado de fibrinogênio no protocolo institucional do manejo do sangramento maciço na criança e tratamento da coagulopatia do trauma (Tabelas 4 e 5).
- Prevenir a embolia aérea durante a reposição volêmica de alto fluxo (100 a 500 mL/min).
- Reavaliação frequente do tratamento e seus resultados.
- Planejar a analgesia endovenosa pós-operatória na criança politraumatizada.
- Coletar amostras de sangue para tipagem, prova cruzada e dosagens seriadas de:
  - Hb;
  - tempo de atividade da protrombina (TAP), RNI, tempo de tromboplastina parcialmente ativada (TTPA), dosagem do fibrinogênio e contagem do número de plaquetas;
  - tromboelastometria rotacional (ROTEM) que incluem Extem, FIBtem, INtem, APtem;
  - gasometrias arteriais e venosas (após a expansão volêmica), dosagem sérica do lactato e da glicose.

Quadro 1. Expansão volêmica emergencial no trauma pediátrico

1. O choque hipovolêmico é frequentemente subdiagnosticado na população pediátrica. Deve ser considerado **em todas as situações de evidente má perfusão tecidual periférica ou de órgãos-alvo, mesmo nos casos em que forem observados níveis pressóricos normais.**

Os principais sinais de choque na população pediátrica constituem sinais resultantes de mecanismos compensatórios cardiovasculares:

- **coração – taquicardia (sinal precoce) FC > 140 bpm nos lactentes, FC > 100 bpm para demais crianças;**
- aumento da resistência vascular sistêmica
  a) pele – fria, pálida, moteada, sudoreica;
  b) circulação periférica – enchimento leito ungueal lento > 2 segundos;
  c) pulsos – pulsos periféricos fracos; pressão de pulso estreita (pressão arterial diastólica aumentada).

Com esses sinais, procurar sangramento de feridas no couro cabeludo e sangramento oculto em outros locais (tórax, abdômen e membros).

Ao anestesiar a criança para neurocirurgia de emergência, monitorizar o sistema cardiovascular e, continuamente, refazer avaliação pupilar e da circunferência abdominal para detectar a progressão de lesão secundária neurológica e a hemorragia intra-abdominal.

2. **No tratamento do choque hipovolêmico da criança não se aplica o conceito da hipotensão permissiva, porque a hipotensão arterial é um dos preditores mais sensíveis da mortalidade infantil associada ao trauma.**

O diagnóstico da acidose, coagulopatia e o rebaixamento rápido do nível de consciência na criança politraumatizada também indicam grande probabilidade de morte.

A infusão rápida inicial de RL 10-20 mL/kg é apropriada para a criança hipotensa e pode ser repetida até 3 vezes no atendimento pré-hospitalar (no TCE pediátrico após o primeiro *bolus* de RL, em seguida usar SF 0,9% visando diminuir o potencial edema cerebral).

As soluções cristaloides para expansão volêmica quando usadas em excesso (> 100 mL/kg) podem levar à insuficiência respiratória e à coagulopatia dilucional.

3. O retorno à normalidade hemodinâmica é indicado por:

a) diminuição da FC com melhora de outros sinais fisiológicos (FC < 130 bpm, essa resposta varia com a idade);

b) recuperação da amplitude dos pulsos periféricos e da velocidade do enchimento do leito ungueal capilar;

c) recuperação do débito urinário de 1 a 2 mL/kg/h (essa resposta também varia com a idade).

FC: frequência cardíaca; RL: Ringer lactato; TCE: trauma cranioencefálico; SF: soro fisiológico.

Tabela 5. Protocolo de transfusão maciça pediátrico

<table>
<tr><th colspan="6">SANGRAMENTO CONTÍNUO NÃO RESOLVIDO</th></tr>
<tr><td>Sinais clínicos</td><td>Estável</td><td>Taquicardia, pressão pulso diminuída ou outros sinais de hipoperfusão tecidual</td><td colspan="3">Instável hemodinamicamente = hipotensão arterial</td></tr>
<tr><td>Perda sanguínea</td><td>10 mL/kg</td><td>20 mL/kg = 30% volemia</td><td>> 20 mL/kg</td><td colspan="2">> 1 volemia nas 3 horas que seguem o trauma</td></tr>
<tr><td rowspan="2">RL/SF 0,9%/ PlasmaLyte</td><td rowspan="2">10 mL/ kg/h</td><td rowspan="2">10 mL/kg (até 2 bolus)</td><td>0</td><td>0</td><td>0</td></tr>
<tr><td>Pacote 1</td><td>Pacote 2</td><td>Pacote 3</td></tr>
<tr><td>CH (O negativo ou ABO compatível)</td><td>0</td><td>10 mL/Kg</td><td>20 mL/kg</td><td>20 mL/kg</td><td>20 mL/kg</td></tr>
<tr><td>PFC</td><td>0</td><td>0</td><td>20 mL/kg</td><td>20 mL/kg</td><td>20 mL/kg</td></tr>
<tr><td>Concentrado plaquetas randômicas</td><td>0</td><td>0</td><td>10 mL/kg</td><td>0</td><td>10 mL/kg</td></tr>
<tr><td rowspan="2">Crioprecipitado</td><td>0</td><td>0</td><td>0</td><td>1 U/ 10 kg</td><td>0</td></tr>
<tr><td colspan="5">Crioprecipitado e concentrado de plaquetas randômicas intercalados em cada pacote transfusional.</td></tr>
<tr><td rowspan="2">ROTEM</td><td>+</td><td>+</td><td>+</td><td>+</td><td>+</td></tr>
<tr><td colspan="5">Crioprecipitado e concentrado de fibrinogênio de acordo com a terapia guiada pelos resultados do ROTEM e ou dosagem de fibrinogênio.</td></tr>
<tr><td>Concentrado de fibrinogênio</td><td colspan="5">30-40 mg/kg EV em 20 min.</td></tr>
<tr><td>ATX</td><td colspan="5">< 12 anos: 20 mg/kg/dose ataque em 10 min, EV + manutenção 2 mg/kg/h em 8 horas, EV; ou até parar o sangramento.
> 12 anos: 1 g dose ataque em 10 min, EV + manutenção 1g em 8 horas, EV.</td></tr>
<tr><td colspan="6">Checar e otimizar cálcio sérico, pH, temperatura.</td></tr>
</table>

RL: Ringer lactato; SF: soro fisiológico; CH: concentrado de hemácias; PFC: plasma fresco congelado; ATX, ácido tranexâmico; EV, endovenosa.

Tabela 6. Analgesia endovenosa pós-operatória na criança politraumatizada

MEDICAMENTO	DOSE	INTERVALO (HORAS)	DOSE MÁXIMA DIA	OBSERVAÇÃO
Dipirona	30-50 mg/kg	6	2 g	---
Cetorolaco	0,25-0,5 mg/kg	6	120 mg	> 2 anos idade Não ultrapassar 2 dias de uso
Cetamina	0,25-1 mg/kg	---	---	Dose única preemptiva
Tramadol	1-2 mg/kg	12	400 mg/dia	< 16 anos: uso *off label*
Fentanil	0,5 μg/kg	5	2,5 μg/kg/h *Bolus* 0,25-0,5 μg/kg *Lock-out* 8 min	0,5-1 μg/kg/h (solução 1 μg/kg/mL) Para preparar a mistura: [peso (kg) × 50] mcg de Fentanil em 50 mL de SF 0,9% Infundir 0,5-1 mL/h equivale a 0,5-1 μg/kg/h.
Morfina	20-100 μg/kg	5	100 μg/kg/h *Bolus* 10-25 μg/kg *Lock-out* 8 min	10-30 μg/kg/h (solução 10 μg/kg/mL) Para preparar a mistura: [peso (kg) × 0,5] mg de Morfina em 50 mL de SF 0,9% Infundir 1-3 mL/h equivalente a 10-30 μg/kg/h.

REFERÊNCIAS

1. Criança Segura - Safe Kid Brasil, 15 anos de atuação da criança segura no Brasil: análise de indicadores de mortes e internações por acidentes na infância e adolescência desde 2001. São Paulo, ago. 2016. Disponível em <http://criancasegura.org.br>. Acesso em: 25 de jun. 2017.
2. Holzman, RS (Edi.). A Practical Approach to Pediatric Anesthesia. In: Trauma and Casualty Management. 2. ed. China: Wolters Kluwer, 2016. P. 783-05.
3. Lerman J, Coté CJ, Steward DJ. Manual de Anestesia Pediátrica: com anexos de implicações anestésicas das síndromes pediátricas. In: Traumatismo, incluindo queimaduras e escalduras agudas. Tradução da 6. ed. Rio de Janeiro: Elsevier, 2012, p. 497-521.

4. Sivarajan, VB, Bohn, D. Monitoring of Standard hemodynamic parameters: Heart rate, Systemic blood pressure, atrial pressure, pulse oximetry and end – tidal CO_2. Pediatric Critical Care Medicine. V. 12, n. 4 (suppl): S1-S11, 2011.
5. Sümpelmann, Robert et al. Perioperative intravenous fluid therapy in children: guidelines from the association the scientific medical societies in Germany. Pediatric Anesthesia. John Wiley & Sons Ltd, n. 27, p. 10 – 18, 2017.
6. Skelton, T; Beno, S. Massive transfusion in pediatric trauma: we need to focus more on "how". Journal Trauma Acute Care Surgery. Wolters Kluwer Health, v. 82, n. 1, p. 211 – 215, 2016.
7. Nystrup, KB et al. Transfusion therapy in paediatric trauma patients: a review of the literature. Scandinavian Journal of Trauma, Resuscitation and Emergency Medicine. BioMed Central, v. 21, n. 23, 2015.
8. Haas, T et al. Improvements in patient blood management for pediatric craniosynostosis surgery using a ROTEM – assisted strategy – feasibility and costs. Pediatric Anesthesia. John Wiley & Sons Ltd, n. 24, p. 774 – 780, 2014.
9. Ziegler, B et al. Severe pediatric blunt trauma – successful ROTEM – guided hemostatic therapy with fibrinogen concentrate and no administration of fresh frozen plasma or platelets. Clinical and Applied Thrombosis/Hemostasis. Sage, v. 4, n. 19, p. 453 – 459, 2012.
10. Beno, S et al. Tranexamic acid in pediatric trauma: why not? Critical Care. BioMed Central, v. 18, n. 313, 2014.
11. Holzman, RS (Edi.). A Practical Approach to Pediatric Anesthesia. In: Anderson T. M. Corrie, David M. Polaner. Pediatric Pain Management. 2. ed. China: Wolters Kluwer, 2016. P. 178-201.
12. Czosnyka, M, et al. Optimal cerebral perfusion pressure: Are we already for it? Neurological Research. V. 35, n. 2, p. 138- 148, 2013
13. Wilson, MH. Monro – Kellie 2.0: The dynamic vascular and venous pathophysiological componentes of intracranial pressure. Journal of Cerebral Blood Flow & Metabolism. V. 36, n. 8, p. 1338 – 1350, 2016.
14. Vincent, JL, Finfer, SR. Traumatic intracranial hypertension. New England Journal of Medicine. V. 370, n. 22, p. 2121 – 2130, 2014.
15. El-Gamasy, MA, El-Aziz et al. Pediatric trauma BIG score: predicting mortality in polytraumatized pediatric patients. Indian J. Crit. Care Med. Disponível em <http://www.ncbi.nlm.nih.gov/pmc/articles/PMC5144525/report=printable>. Acesso em: 05 de ago. 2017.

ÍNDICE

E

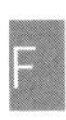

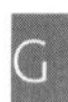
G

H

I

J

L

M

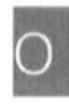

P

S

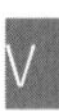